T0048360

Cocina sana

Cocina sana

Emma Miller

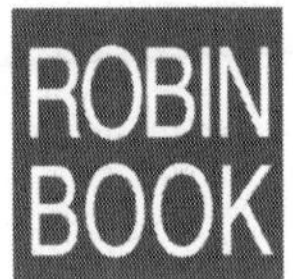

Diseño de cubierta: Regina Richling
Diseño interior: Amanda Martínez

ISBN: 978-84-9917-502-7
Depósito legal: B-23.848-2017
Impreso por Sagrafic, Plaza Urquinaona 14, 7º-3ª 08010 Barcelona

Impreso en España - *Printed in Spain*

Índice

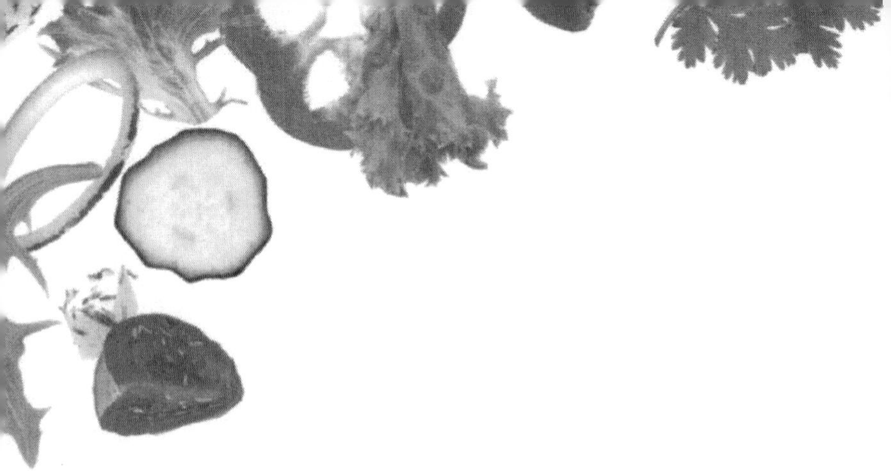

Introducción

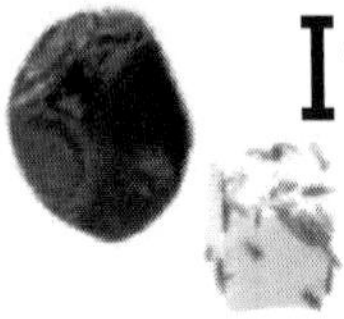

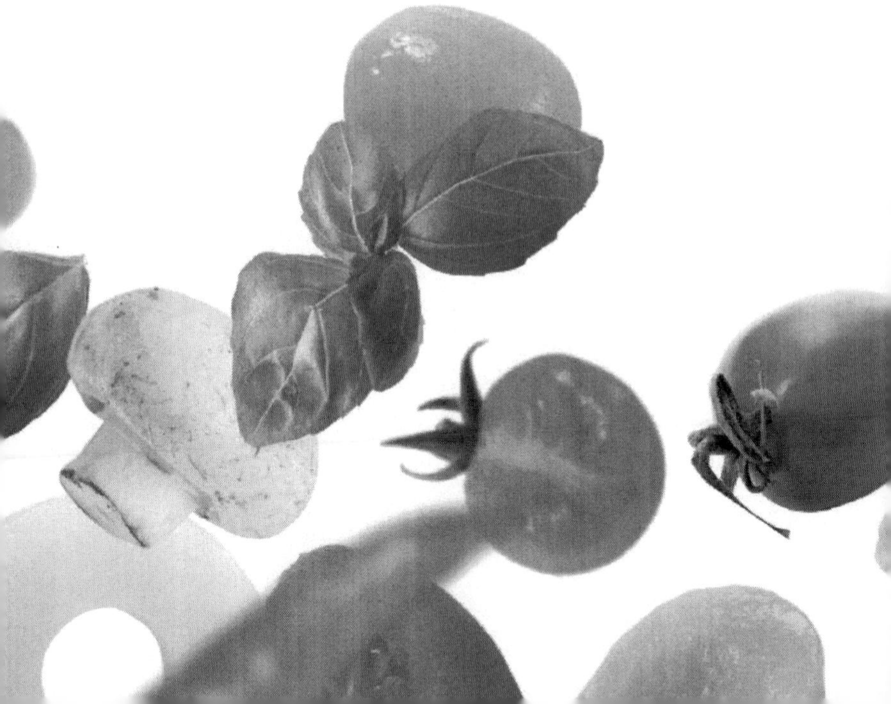

Ha estallado una revolución. Las personas que durante años han estado cuestionando en silencio el tipo de alimentación comercial que se nos ofrece han empezado a pasar a la acción. En lugar de dejarse llevar por conceptos como «instantáneo», «procesado», «altamente refinado» y «enriquecido», ahora muchos realizan a conciencia un esfuerzo por encontrar alimentos etiquetados como «fresco», «natural», «nutritivo» e «integral».

Como respuesta a la creciente demanda de alimentos de calidad, Emma Miller ha elaborado un fantástico libro de cocina basado específicamente en la salud y el sabor. Utilizando fruta fresca, verduras, hortalizas, zumos y pulpas, podemos crear ahora deliciosos aperitivos, salsas, sopas, platos fuertes y postres, platos que nos garantizan un extraordinario sabor y proporcionan el máximo alimento.

Cocina sana. Recetas para vivir mejor nos ofrece, paso a paso, una guía culinaria completa y fácil de elaborar. Incluye docenas de recetas inéditas que nos harán la boca agua, realizadas principalmente a base de fruta, verduras y hortalizas. En ellas encontraremos maravillosos platos de pasta, rápidos y ligeros, paradisíacos postres bajos en calorías y muchas cosas más. Para quien esté buscando un cambio saludable para la próxima comida familiar o una solución única para ofrecer en una fiesta, este libro mejor constituirá la solución perfecta.

Sobre la fruta, las verduras y las hortalizas

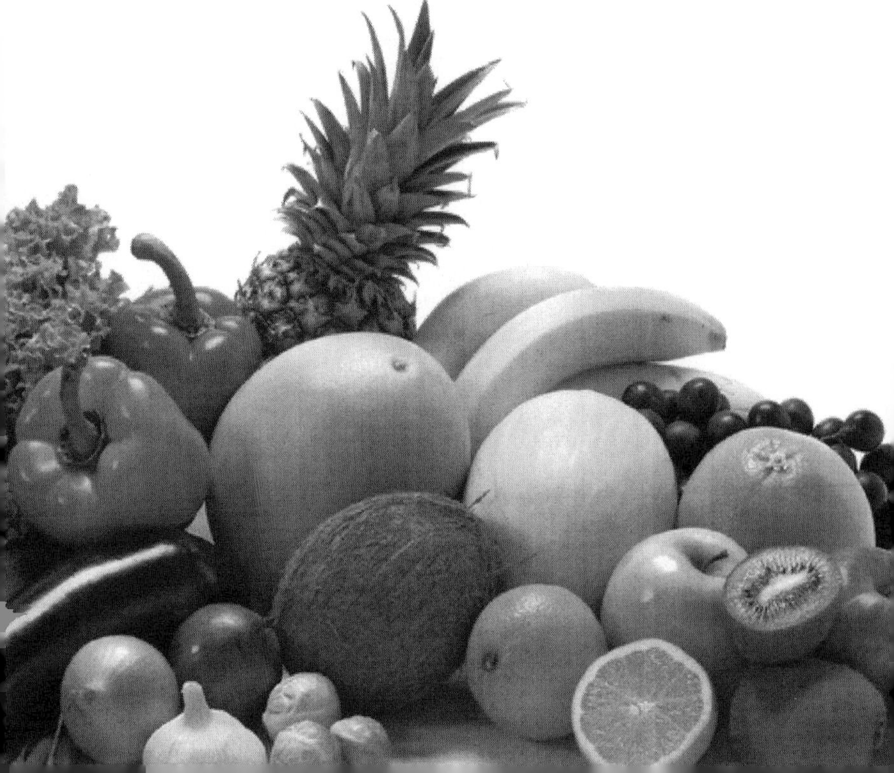

Hemos confeccionado una guía para ayudar al lector a seleccionar las mejores frutas, verduras y hortalizas que deberá utilizar en nuestras recetas. En ella incluimos consejos para la selección y preparación de estos productos; se explica qué parte de la fruta, verdura u hortaliza es la mejor para utilizar y cuál hay que desechar si es que tiene desperdicio; proporcionamos una estimación aproximada de cuántas piezas de fruta o vegetal hay que utilizar para una cantidad determinada de zumo. En cada una de las entradas se explica además cuándo conseguir tal producto y cómo guardarlo, aparte de ofrecer asimismo información sobre la forma de utilizar el zumo o la pulpa en la preparación de alimentos, remarcando qué zumos combinan entre sí. Adicionalmente, proporcionamos una lista con recetas muestra en las que se usan zumos o pulpas.

Ajo

Se considera el rey de las hortalizas en los países latinos por la intensidad que confiere a los alimentos a los que se añade; forma parte de la aristocrática familia de las liliáceas. Planta perenne, originaria de Asia, que en la actualidad se encuentra en todo el Mediterráneo, prima de la cebolla. Los antiguos egipcios utilizaron muchísimo el ajo, no sólo como condimento sino también para embalsamar. Entre los griegos y romanos, donde se hizo terriblemente popular, se usó como condimento y medicina. Los españoles lo llevaron al Nuevo Mundo, donde de inmediato caló entre los nativos americanos. Característico por su aroma único y fuerte, se encuentran tres variedades de ajos: el criollo blanco o americano, el más fuerte; el italiano rosado, con muchos dientes; y el de Tahití, el más grande. Los tres tienen la misma calidad.

- **Temporada:** Pueden conseguirse ajos durante todo el año.
- **Selección:** Para zumo, se escogerán cabezas de ajo compactas, bien apiñadas en su envoltura. Cada uno de sus dientes debe ser carnoso y firme. No hay que elegir ajos de cuya corona salgan pequeñas raíces, pues es señal de que se han guardado largo tiempo en malas condiciones.
- **Preparación:** Para sacar el zumo al diente de ajo tan solo hay que lavarlo, no hay ni que pelarlo. De todas formas, una vez obtenido el zumo, tal vez sea conveniente enjuagar la licuadora antes de colocar cualquier otro vegetal en ella, pues de lo contrario los próximos zumos podrían tener regusto a ajo.
- **Zumo resultante:** Con dos dientes de ajo, se obtendrá aproximadamente media cucharadita de zumo.
- **Conservación:** Pueden guardarse mucho tiempo en lugar seco, ventilado y a temperatura ambiente. Manténgase alejado de otros alimentos a los que podrá transmitir su fuerte aroma.
- **Utilización:** Pues sí, ¡puede hacerse zumo de ajo! Sin embargo, al ser tan fuerte, debería usarse en pequeñas cantidades. Combina bien con los combinados de zumo vegetal.

Albaricoque

Denominado Luna de los Fieles en los países asiáticos, el albaricoque es el fruto de un árbol perteneciente a las rosáceas. Es oriundo de China, donde hace más de 4 mil años que crece en estado silvestre. A partir de China, se extendió por toda Asia y posteriormente Alejandro el Magno lo llevó a Grecia e Italia. Los árabes lo extendieron por el Mediterráneo y, hacia el siglo XV, se hizo popular en Europa. En el siglo XVII pasó a América.

- **Temporada:** Pueden conseguirse albaricoques entre mayo y finales de agosto, especialmente durante los meses álgidos de junio y julio.
- **Selección:** Para zumos, se intentará adquirir albaricoques madurados en el árbol, algo que no es tan fácil de encontrar. Los albaricoques que han madurado en el árbol son más dulces, y los que han madurado después de su recolección son algo más ácidos. Se escogerán los que tengan un color amarillo dorado, algo anaranjado. Se evitarán los de tono amarillo claro o verdoso. Los mejores son los de aspecto carnoso, suave, algo blandos, cuya carne se hunde con una ligera presión.
- **Preparación:** Lavar los albaricoques, cortarlos por la mitad y retirar el hueso. No hay que ingerir las pequeñas almendras que se hallan en el interior del hueso pues contienen un compuesto de amigdalina.
- **Zumo resultante:** Cinco albaricoques proporcionan aproximadamente media taza de zumo.
- **Conservación:** El albaricoque madura a temperatura ambiente. Cuando deban guardarse entre tres y cinco días, se guardarán los albaricoques maduros en el frigorífico.

- **Utilización:** El zumo de albaricoque es bastante denso y sabe mejor combinado con otros zumos, como el de manzana.

Apio

Es una planta bienal de la misma familia que la zanahoria. Cultivada en zonas templadas del hemisferio norte, su antecesor, el apio silvestre, fue muy apreciado por los antiguos orientales como planta medicinal. El apio silvestre fue también muy estimado por los antiguos griegos, quienes no sólo lo utilizaron como medicina sino que lo entregaban a los vencedores de las competiciones atléticas y lo incluían en las coronas fúnebres. Se cultivó ya en la Edad Media y hoy en día se utiliza básicamente como alimento. Cabe citar dos tipos: el apio común, de tallo gordo, con hojas, y el apio alemán, parecido al nabo, con una raíz muy desarrollada. El apio común puede tener un tono verde o blanco, aunque predomina el primero, la variedad Pascal.

- **Temporada:** Se encuentra apio en el mercado durante todo el año, si bien la temporada álgida va de noviembre a mayo.

- **Selección:** Para el zumo, se escogerá apio sólido y crujiente, brillante al máximo. Son mejores los tronchos medianos en longitud y anchura, los gordos suelen ser fibrosos. Se evitarán los tallos con textura gomosa, desagradables al paladar. Tampoco hay que elegir el apio de tallo espigado, lo que indica insipidez.

- **Preparación:** Separar los tallos del cogollo y lavarlo todo. Si se desea, pueden dejarse las hojas intactas.
- **Zumo resultante:** Tres tallos largos (de unos 30 centímetros) de apio producirán aproximadamente media taza de zumo.
- **Conservación:** Guardar el apio envuelto en plástico en el frigorífico. Cortar los tronchos a medida que se necesiten.
- **Utilización:** El zumo de apio es sabroso en combinación con el de zanahoria, tomate, manzana o cualquier otra hortaliza de hoja verde. Puede añadirse zumo de apio a cualquier receta que exija un zumo de color verde.

Arándanos

Los arándanos crecen en un matorral silvestre de la familia de las ericáceas. Parecidos a los arándanos agrios, que no son tan dulces. Durante la Segunda Guerra Mundial, se administraba mermelada de arándanos a los pilotos de la aviación británica antes de las misiones nocturnas porque se dice que dichas bayas aumentan la visión de noche. Después de la guerra, se ha demostrado que el extracto de arándano en realidad aumenta la agudeza nocturna, el ajuste a la oscuridad y restaura rápidamente la agudeza visual tras la exposición al resplandor. Se cultivan arándanos desde 1909, si bien las variedades silvestres, aunque de tamaño más pequeño que las comerciales, tienen un sabor superior. De todas formas, todas son populares. Las variedades mejores dentro de los que se cultivan son las de matorral alto y matorral bajo.

- **Temporada:** Encontramos arándanos entre mayo y septiembre durante un par de meses. Las semanas específicas varían según la zona.

- **Selección:** Para zumo, se escogerán los arándanos limpios, carnosos, redondos y de tamaño uniforme. Su tono debería ser azul, negro o liloso brillante, como algo recubiertos de escarcha. Se elegirán los que sean frescos, de carne firme y secos. Se comprobará que en el recipiente no haya manchas de humedad o moho. Los arándanos demasiado maduros tienen un aspecto mate, blando y acuoso.
- **Preparación:** Inmediatamente antes de utilizar los arándanos, se enjuagarán con agua comente y se secarán en un colador. No se les quitará el tallo, pero se desecharán los arándanos deteriorados.
- **Zumo resultante:** El volumen correspondiente a medio litro de arándanos producirá aproximadamente media taza de zumo.
- **Conservación:** Guardar los arándanos, sin lavar ni cubrir, en el frigorífico durante un par de días. Deben mantenerse secos.
- **Utilización:** Una excelente idea para aprovechar los arándanos sobrantes del verano sería confeccionar con ellos un batido.

Arándano agrio

Se trata de una de las pocas frutas que, por lo general, encontramos en el mercado en su forma silvestre. Originario de las regiones pantanosas de las zonas cálidas y árticas de América de Norte y de Europa, el arándano agrio era alimento común de los nativos americanos antes de la llegada de los colonizadores. Forma parte de la familia de las ericáceas y crece en arbustos de poca altura en marismas de turba, que se despejan, se secan y allanan para que dichas plantas crezcan con un grado de sequedad adecuado. Uno de estos arbustos tarda entre tres y cinco años en rendir al máximo.

- **Temporada:** Se encuentran arándanos agrios en el mercado entre septiembre y marzo, si bien los meses álgidos son de octubre a diciembre.
- **Selección:** Para zumo, se escogerán los arándanos de aspecto sólido, redondeado y carnoso, de color intenso y brillante. Se desecharán los arrugados, blandos, de aspecto mate o amarillento.
- **Preparación:** Apartar los que se vean deteriorados y enjuagar el resto.
- **Zumo resultante:** Unas cuatro o cinco tazas de arándanos agrios (cuatrocientos gramos aproximadamente) producen dos terceras partes de taza de zumo.
- **Conservación:** Pueden conservarse unos dos meses en el frigorífico y más tiempo en el congelador. La humedad los deteriora.
- **Utilización:** El zumo de arándanos agrios es muy ácido y hay que mezclarlo con otros zumos. Pueden combinarse dos partes de zumo de arándanos agrios con entre seis y ocho de zumo de manzana.

Berros

«Picante», «fuerte» y «penetrante» son las palabras que más se utilizan para describir los berros. Tienen el aspecto de una delicada hierba y son muy populares como acompañamiento e ingrediente de ensaladas. Planta resistente y perenne de las crucíferas, relacionada con la col, el brócoli, la coliflor y las coles de Bruselas. Al igual que sus primas hermanas, se cree que son originarios de la parte mediterránea oriental y Asia

Menor. Los berros son corrientes en América del Norte, Europa y las parte sur de Sudamérica; en Francia ya se cultivaban en el siglo XII dC. Los berros crecen en el agua y alrededor de ésta. Prefieren zonas con pequeñas corrientes de agua y terreno calizo, donde crecen sumergidos en agua corriente. En la actualidad, los botánicos están cultivando unas variedades mejoradas de berros en terrenos especiales.

- **Temporada:** Pueden adquirirse berros durante todo el año si bien su mejor momento es el verano.
- **Selección:** Para zumo, se escogerán berros tiernos, crujientes, brillantes, de un verde intenso. Si han florecido, picarán bastante. Hay que desechar los berros marchitos, amarillentos o pochos.
- **Preparación:** Lavarlos. Si quiere extraerse su zumo, se juntarán en un ramillete sin que haya necesidad de cortarlos.
- **Zumo resultante:** Con un pequeño ramillete de berros se obtendrá aproximadamente una cucharada de zumo.
- **Conservación:** Pueden guardarse los berros en la nevera hasta una semana. La mejor forma consiste en colocarlos verticales en un vaso o bol con agua. Pueden guardarse también, como otras hortalizas, en una bolsa de plástico perforada. Hay que evitar estrujarlos, pues se marchitan con gran facilidad.
- **Utilización:** Los berros constituyen un complemento nutritivo para cualquier receta. Puede consumirse su zumo, aunque sin combinar con otros no resulta extraordinario, ya que su aroma es muy fuerte. Puede añadirse a zumos suaves, como el de tomate o zanahoria.

Brócoli

El brócoli constituye una variedad de col perteneciente a la familia de las crucíferas. Denominado también espárrago italiano, se asemeja a la coliflor, la col rizada, el repollo, el nabo, las coles de Bruselas y la col china. Se trata de una de las crucíferas conocida por sus propiedades anticancerígenas, rica en vitamina C, beta-caroteno, bioflavonoides y calcio. Fue cultivado en Italia y Francia durante el siglo XVI.

- **Temporada:** Puede adquirirse brócoli durante todo el año, aunque escasea un poco de julio a agosto y su época álgida va de octubre a mayo.
- **Selección:** Para zumos, se escogerá brócoli de inflorescencia compacta, flores pequeñas, arracimadas, de tonos verde oscuro o liloso según la variedad. Se evitará el brócoli que presente hojas amarillas o marchitas. Tampoco es aconsejable el que tenga las flores abiertas y amarillentas. No tiene importancia el tamaño de los tronchos, si bien los peciolos deberían ser firmes y tiernos, no fibrosos; éstos tienen que tener un aspecto sólido, por lo que se comprobará su consistencia.
- **Preparación:** Sumergir el brócoli en agua fría, dejarlo diez minutos, extraer de él cualquier suciedad o insecto adherido y enjuagarlo en agua corriente. Extraer sus hojas duras externas y cortar las partes secas de los peciolos. Para elaborar zumo de brócoli, cortarlo en trozos adecuados a la licuadora.
- **Zumo resultante:** Con dos o tres tronchos se conseguirá media taza de zumo.

- **Conservación:** Envolver el brócoli en plástico y dejarlo en el frigorífico conservando la humedad hasta una semana.
- **Utilización:** El brócoli constituye un suplemento adicional muy nutritivo para todo tipo de combinados en zumos y otras recetas. Puede añadirse brócoli a las sopas. Ha constituido siempre un excelente acompañamiento y puede convertirse en elemento destacado como en el caso del brócoli a la crema.

Calabacín

¿Qué hortelano no tiene en su poder un montón de recetas con calabacín para aprovechar su exceso de producción? Todas las especies de calabacín son muy populares y pueden encontrarse con profusión en la sección de verduras del supermercado. Crecen en unas plantas herbáceas de la misma familia que la calabaza y tienen cierto parecido con ésta, con el melón, el pepino y la sandía. Proceden del hemisferio occidental y se cultivan en la mayoría de regiones de nuestro país. El más popular es el de color verdoso, aunque existen variedades de color amarillo, como los de cuello torcido y los de cuello recto, y también la variedad de color blanco.

- **Temporada:** Puede encontrarse calabacín todo el año, pero principalmente de abril a agosto.
- **Selección:** Para zumo, se escogerán los de carne firme, tiernos y brillantes, que pesen en comparación con su tamaño. La corteza tiene que ser tierna, que se hunda en ella con facilidad la uña. Los de la variedad de piel blanca no deberían medir más de diez centímetros de diámetro. El calabacín amarillo tiene que tener una tonalidad clara, y el verde, más bien oscura, y ambos tendrían que medir entre quince y veinte centímetros de largo. Se desechará

el calabacín que tenga la piel muy dura, trozos demasiado blancos o moho.

- **Preparación:** Hay que pelar los calabacines que hayan sido tratados. Los de cultivo biológico simplemente se enjuagarán. Para sacar su zumo, se le cortará el tallo y se dividirá en trozos que se adapten a la licuadora.
- **Zumo resultante:** Con un calabacín amarillo o verde mediano se obtendrá aproximadamente media taza de zumo.
- **Conservación:** Pueden guardarse los calabacines en una bolsa de plástico en el frigorífico durante una semana.
- **Utilización:** Puede consumirse el zumo de calabacín, aunque solo tiene poco aroma. Resulta mejor combinado con otros vegetales en sopas, salsas y platos similares. Puede añadirse al gazpacho hortelano.

Calabaza

Cuando pensamos en el otoño, ¿qué imagen nos viene a la cabeza? La caída de las hojas, los espíritus, los duendes... y la calabaza, en todas sus formas, tamaños y colores. La calabaza, al igual que el calabacín y el melón, forma parte de la familia de las cucurbitáceas.

Crece en una planta herbácea anual y puede alcanzar, según la variedad, casi un metro de longitud y unos siete kilos de peso. Sus colores varían entre el verde, el dorado, anaranjado y otros propios del otoño, con lo que sus distintas variedades pueden crear un bello tapiz otoñal. Pueden ser redondas, ovaladas o en forma de pera; rectas o curvas, grandes o pequeñas. La calabaza es originaria de las Américas y se cultiva en muchas zonas de nuestro país. En plena temporada, los hortelanos de la zona suministran la mayor parte del producto.

- **Temporada:** Pueden adquirirse calabazas durante todo el año, aunque principalmente de octubre a febrero.
- **Selección:** Para zumo, se escogerá una calabaza de corteza dura. En casi todas sus variedades no pueden ser perforadas con la uña. Se evitarán las calabazas con partes blandas o mohosas, lo que podrá indicar un deterioro interno.
- **Preparación:** Si la calabaza ha sido preparada tan solo hay que lavarla. Para extraer su zumo, se cortará en trozos que se adapten a la licuadora con su corteza y sus semillas. De todas formas, si va a utilizarse la pulpa, se le quitará la corteza y las pepitas. Caso de que no haya sido preparada, se dejará un par de días en un lugar templado para que se endurezca su piel y se le quite la humedad. Si dicha operación se realiza en el exterior, al sol, debe evitarse su contacto con la tierra y cubrirla de noche para protegerla contra la helada. La preparación habrá terminado cuando la piel de la calabaza resista el hundimiento de la uña.
- **Zumo resultante:** Con una calabaza mediana, se obtendrán aproximadamente dos tazas de zumo.
- **Conservación:** Pueden guardarse unos cuantos meses en un lugar fresco y seco.
- **Utilización:** La variedad de calabaza denominada chayote puede sustituir perfectamente las zanahorias en muchas recetas. Quien lo tenga a mano, puede probarlo.

Cebolla

Tal vez la hortaliza más popular de todos los tiempos, tiene al parecer sus orígenes en el centro de Asia. Es una de las primeras que se usó como medicamento y ya no se encuentra en estado silvestre. Al igual que el ajo, pertenece a las liliáceas y a veces se la denomina «lirio de la cocina». Son de la misma familia el puerro, el chalote y el cebollino. La cebolla hizo su aparición mucho antes que los historiadores.

Sin embargo, sabemos que fue muy venerada por los egipcios y utilizada profusamente por griegos y romanos. Fue ansiada por los israelitas errantes en el desierto con Moisés. Las cebollas se dividen en dos clases: fuertes y suaves; y éstas, a su vez, por su tonalidad: roja, marrón, blanca y amarilla, con cuatro subdivisiones según su tamaño.

- **Temporada:** Pueden encontrarse cebollas durante todo el año.
- **Selección:** Para zumo, se escogerán cebollas lisas, sólidas y bien conformadas, que pesen bastante en relación a su tamaño. Tienen que tener la piel seca, de tacto parecido al pergamino, incluso el color. Se desecharán las blandas, mohosas o con grillos.
- **Preparación:** Hay que pelarlas y cortar una rodaja no muy grande, pues su sabor es intenso. Efectivamente, tras extraer su zumo, puede que haya que enjuagar la licuadora si se quieren extraer otros zumos, de lo contrario, podrían coger un cierto regusto. Para proteger los ojos contra sus fuertes emanaciones, se pelará bajo un chorro de agua fría.

- **Zumo resultante:** Con una rodaja de aproximadamente un centímetro de grosor se extraerán un par de cucharadas de zumo.
- **Conservación:** Dejar las cebollas en un lugar fresco, seco, oscuro y ventilado un mes. No hay que ponerlas en el frigorífico.
- **Utilización:** El zumo de cebolla es bastante fuerte y debe usarse en pequeñas cantidades, sobre todo si se mezcla en combinados. Sirve también como complemento para sopas, guisados o incluso para el agua en que se hierve el arroz u otros cereales.

Cebolleta

Las cebolletas son las cebollas blancas tiernas que se arrancan de la tierra antes de que el bulbo se haya desarrollado. Puede denominárselas también chalotes tiernos. En determinados lugares, se les llama «cebollas verdes» o «cebollas tiernas». De la cebolleta se utiliza tanto el bulbo como las hojas. Constituyen una excelente guarnición para aderezos y ensaladas.

- **Temporada:** Pueden conseguirse cebolletas durante todo el año, pero principalmente de mayo a agosto.
- **Selección:** Para zumo, se elegirán cebolletas de tallo sólido, fresco y crujiente; bulbos tiernos y blancos; y extremos finos, de un verde brillante.
- **Preparación:** Cortar las raíces de la cebolleta, quitarle la piel suelta y lavar el tallo, el bulbo y la parte superior.
- **Zumo resultante:** Con una cebolleta, se obtendrá aproximadamente una cucharadita de zumo.
- **Conservación:** Hay que guardar las cebolletas en una bolsa de plástico en el frigorífico un máximo de cuatro días.

- **Utilización:** El zumo de una sola cebolleta será suficiente para entre una y dos raciones de zumo de vegetales. Puede probarse la ensalada en vaso. De todas formas, nunca hay que añadir demasiado zumo de cebolleta a una receta, pues es muy fuerte.

De hecho, una vez obtenido el zumo habrá que enjuagar la licuadora antes de utilizarla de nuevo, pues de lo contrario se notaría su sabor en los zumos siguientes. Cuando se exprima su zumo para añadir a una sopa, gelatina o guiso, o bien cuscús, se usarán entre una y tres cebolletas. Pueden añadirse una o dos cucharaditas de zumo de cebolleta a los aliños de ensaladas.

Cerezas

Son el fruto de árboles y arbustos de la familia de las rosáceas, cultivados desde la Antigüedad; egipcios, romanos y griegos las mencionan en sus documentos. Se han encontrado incluso huesos de cereza en ruinas prehistóricas. Pueden clasificarse las cerezas en dos especies, agrias y dulces, si bien ciertas variedades que se comercializan en la actualidad son un híbrido de ambas. Originarias de la parte oriental de Europa y occidental de Asia, las cerezas dulces y agrias crecen en todas partes entre el Círculo Ártico y el Trópico de Cáncer.

- **Temporada:** Pueden encontrarse cerezas agrias de junio a agosto; las dulces, entre abril y agosto.
- **Selección:** Para zumo, se escogerán las cerezas de color oscuro, brillantes y carnosas, pues son las más dulces. Tienen que ser sólidas al tacto pero no duras, lo justo para que

se note que están maduras. Hay que evitar adquirir cerezas de rabo oscuro.

- **Preparación:** Escogerlas bien y desechar las blandas. Enjuagarlas y extraer el rabo y los huesos.
- **Zumo resultante:** Con cuatrocientos gramos de cerezas, se extraerá tres cuartos de taza de zumo.
- **Conservación:** Hay que guardar las cerezas en el frigorífico.
- **Utilización:** Puede que sea lenta la extracción del hueso de las cerezas, pero el zumo de esta fruta es realmente delicioso. Es muy concentrado y también puede añadírsele agua, agua con gas u otro zumo. El zumo de cereza combina bien con el de manzana, melocotón, uva o pifia. Puede probarse la mezcla de pera, manzana y cereza o bien melocotón, manzana y cereza en zumos. Puede probarse asimismo el cóctel piña-cereza y la crema de cereza.

Ciruela

De entre todas las frutas de un solo hueso, la ciruela es la que tiene un mayor número y diversidad de variedades. Algunos barajan la cifra de 2.000, mientras que otros dicen que existen incluso más. Es el fruto de un árbol de la familia de las rosáceas y se cree que procede de la parte occidental de Asia, conocido hace dos milenios. Se encuentran ciruelas de distintas tonalidades de azul, rojo, verde y amarillo.

- **Temporada:** Pueden encontrarse ciruelas de mayo a septiembre.
- **Selección:** Para zumo, se escogerán aquellas que cedan a una ligera presión del dedo, tengan buen color y cierto brillo en la piel.

- **Preparación:** Lavarlas, cortarlas por la mitad y quitar el hueso.
- **Zumo resultante:** Con seis ciruelas medianas se obtendrá aproximadamente una taza de zumo.
- **Conservación:** Pueden madurar a temperatura ambiente (ciertas variedades, fuera del árbol, no maduran). Las que ya lo estén, se guardarán entre tres y cinco días en el frigorífico.
- **Utilización:** La ciruela confiere un delicioso toque a cualquier receta cuando está madura y es dulce. Puede probarse algo nuevo y rico como refresco rosado de ciruela.

Coco

El coco es el fruto de la palmera cocotera, el árbol más importante de las zonas tropicales y subtropicales del mundo. Se cultiva desde hace más de tres mil años en el sur de Asia y en las islas de las Indias Orientales; encontramos sus orígenes en el archipiélago malayo y en las zonas tropicales de América. Actualmente se encuentra en todas las costas tropicales y es muy apreciado, pues casi toda la planta es utilizable. Su tronco es apreciado para madera, las hojas para cestas y cabañas y sus brotes como alimento. La fruta, en realidad una especie de nuez con una sola semilla, es un alimento importantísimo y a la vez proporciona leche de coco, aceite de coco, fibra de su cáscara, de la que se hace cuerda y alfombras, y la cáscara, que se utiliza como recipiente. Los cocos que se encuentran en el mercado son de importación, procedentes básicamente de Honduras, Panamá y la República Dominicana.

- **Temporada:** Pueden encontrarse cocos en el mercado a lo largo de todo el año, aunque los meses álgidos son octubre, noviembre y diciembre.
- **Selección:** Para zumo, se escogerán los que tengan un mayor peso en relación a su tamaño. Hay que agitarlos para notar el líquido en su interior. No hay que adquirir cocos sin líquido, pues éste es un indicador de frescura. Tampoco se escogerán los que tengan unos puntitos de moho a modo de «ojos» en la parte superior de la cáscara.
- **Preparación:** En primer lugar, pinchar el ojo más blando de su cáscara con un cuchillo y colocar el coco por encima de un vaso o bol para que escurra el líquido interior. Se consigue romper la cáscara con gran facilidad si se coloca el coco en el horno a 180 grados entre cinco y diez minutos y seguidamente se golpea con un martillo. De esta forma, el coco se partirá en dos y además su carne será fácil de separar de la cáscara. Se enjuagará la carne y, caso de quererla utilizar para zumo, se cortará a trozos para introducirla en la licuadora.
- **Zumo resultante:** De un coco puede obtenerse entre media taza y tres cuartos de taza de zumo.
- **Conservación:** Debe mantenerse la carne del coco en lugar fresco, en el frigorífico en una bolsa de plástico. Si no se ha abierto, no hay que refrigerarlo.
- **Utilización:** El zumo de coco, por su cremosidad, combina muy bien con la leche de coco (previamente colada para retirar de ella cualquier impureza o trocito de cáscara). Resulta extraordinaria la mezcla de una parte de coco y entre dos y tres de zumo de piña, la auténtica y natural piña colada. No hay que perderse tampoco las recetas verano isleño, la tarta de crema de coco y el sorbete de coco.

Col

Hortaliza bienal de las crucíferas cultivada desde hace más de 4.000 años. Constituyó uno de los primeros alimentos del hombre, pese a que en la Biblia no se haga mención de ella. Originaria de la Europa central y occidental, la col fue muy apreciada por romanos y germanos. Se cultiva mejor en clima frío y húmedo; surgió originariamente en las costas rocosas. Después de años de cultivo, se ha conseguido una gran gama de variedades, Las hojas de la col pueden ser rojas, blancas o verdes y lisas o rizadas, y la cabeza que forman puede ser redondeada, ovalada o cónica. En la misma familia se incluyen las coles de Bruselas, la kohlrabi, la coliflor, la col lombarda, la rizada y el brócoli.

- **Temporada:** Puede encontrarse col durante todo el año, aunque los meses álgidos son entre octubre y mayo.
- **Selección:** Para zumo, se escogerán cabezas de col frescas, que pesen, firmes, y no las que se noten blandas, fláccidas o rotas. Las hojas exteriores, más duras, tienen que estar perfectamente amoldadas, y esta es una señal de frescura en dicha hortaliza. Las hojas tienen que ser verdes y tiernas, sin rastros de resecamiento, bultos o partes amarillentas. Se desecharán las que tengan algún indicio de putrefacción o cualquier otro deterioro.
- **Preparación:** Enjuagar la col en agua comente y cortarle las hojas exteriores descoloridas. Si se prepara para zumo, se cortará en trozos adaptables a la licuadora.
- **Zumo resultante:** Con cuatrocientos gramos de col se obtendrá entre tres cuartos de taza y una taza de zumo.
- **Conservación:** Es preferible conservar la col en un lugar muy húmedo en el frigorífico. Si se guarda en un sitio seco,

enseguida pierde la humedad. Puede dejarse también en el sótano.

- **Utilización:** El zumo de col es extraordinariamente suave. Resulta delicioso combinado en bebidas vegetales. Puede probarse el zumo de col zumo de tomate o zanahoria, y también en sopas, como el Borsch, o en guisos, como el estofado marroquí.

Coliflor

La coliflor es otra planta de la familia de las crucíferas que es un tipo de col. Pertenece a la misma variedad del brócoli y se asemeja a los distintos tipos de col y nabo. La coliflor es una hortaliza bienal con muchas hojas y su nombre procede de la «flor de la col». Constituye una de las crucíferas conocidas por sus propiedades anticancerígenas. Siempre ha sido y sigue siendo muy popular en Europa. Se cultiva desde la época de los romanos y hoy en día pueden conseguirse más de treinta y cinco variedades, si bien se comercializan tan solo unas pocas.

- **Temporada:** Puede adquirirse coliflor durante todo el año, siendo los meses álgidos de setiembre a enero y experimentándose un ligero descenso en verano.

- **Selección:** Para zumo, se elegirá una coliflor de cabeza (parte comestible) limpia, sólida y compacta, de un tono blanquecino o crema. Ni importa su medida, pero, en comparación con su tamaño, su peso debe ser considerable. Caso de que tenga hojas externas, tienen que ser verdes, tiernas y frescas. No se escogerá una coliflor de flores abiertas y cabeza granulosa o manchada, hojas amarillentas o fláccidas. Tampoco es aconsejable la coliflor que tiene la parte central hueca; hay que darle la vuelta y asegurarse de que el troncho sea sólido.

- **Preparación:** Quitar las hojas exteriores de la coliflor y lavarla bien. Para elaborar zumo, cortarla a trozos adecuados para la licuadora. También puede licuarse el troncho.
- **Zumo resultante:** Con una coliflor mediana, se obtendrá aproximadamente una taza de zumo.
- **Conservación:** Envolver la coliflor en plástico y guardarla en la parte húmeda de la nevera entre tres y cinco días.
- **Utilización:** Puede tomarse zumo de coliflor, aunque es mejor mezclarlo con otros zumos.

Col rizada

Se trata de un tipo de col conocida desde tiempos inmemoriales, de la familia de las crucíferas. Originaria de la región mediterránea oriental o de Asia Menor, se consume hace más de 4.000 años. Constituye una excelente fuente de calcio y en Europa se cultivó como alimento y forraje, y los escoceses la denominaron kale. Existen unas cuantas variedades de col rizada, pero las más populares son la de primavera, de hojas suaves, la escocesa verde y la siberiana azul, de hoja muy ondulada. La col escocesa tiene las hojas amigadas y perfectamente divididas, de tono verde brillante o verde amarillento. Las hojas de la col siberiana tienen los extremos fruncidos y están aplanadas, presentando unas tonalidades verde azuladas.

- **Temporada:** Puede encontrarse col rizada todo el año, siendo los meses álgidos de diciembre a abril.
- **Selección:** Para zumo, se elegirá una col crujiente, sólida y de un verde profundo. El color debe ser uniforme.
- **Preparación:** Basta con enjuagar sus hojas. Si se quiere extraer su zumo, se enrollarán las hojas para introducirlas en la licuadora.

- **Zumo resultante:** Con unos cuatrocientos gramos de hojas de col rizada y tronchos se obtendrá aproximadamente una taza de zumo.
- **Conservación:** Se guardará en el frigorífico en la parte más húmeda.
- **Utilización:** Pueden mezclarse pequeñas cantidades de zumo de col con el de zanahoria, piña o manzana. Puede usarse asimismo el zumo de col en recetas que no sean de bebidas. Puede probarse el pan de maíz verde o el paté vegetal. En cualquier receta en la que haya que añadir zumo verde, el zumo de un par de hojas de col sustituirá cualquiera de los zumos verdes de la receta.

Espárragos

De la familia de las liliáceas, el espárrago es una hortaliza perenne. Se cultivó originariamente en la parte oriental del Mediterráneo y en la actualidad se ha extendido a todo el mundo, preferentemente en zonas fértiles y arenosas. Consumido desde la Antigüedad, se tiene noticia de esta hortaliza desde tiempos de los egipcios, griegos, romanos y fenicios. Sin embargo, al parecer, desapareció de todas partes en la Edad Media, salvo en los países árabes. Afloró de nuevo en Europa durante el reinado de Luis XIV en Francia. Los espárragos cultivados se presentan en tres tonalidades: blanco, verde y morado. La variedad blanca Argenteuil se considera la mejor, si bien el espárrago verde es el más nutritivo.

- **Temporada:** Pueden encontrarse espárragos de febrero a julio, si bien los meses álgidos son abril, mayo y junio.
- **Selección:** Para zumo, se elegirán tallos de espárragos tiernos y firmes o gordos y frescos. Se evitarán los tallos angulosos o planos, que podrían resultar astillosos. Sus

yemas deben ser compactas; la abertura de éstas indica una textura fibrosa. También se tendrá en cuenta que no estén marchitos o mustios o que hayan permanecido mucho tiempo en agua.

- **Preparación:** Lavar los espárragos a fondo y cortarlos por el punto donde el tallo no ofrece resistencia. La parte final de éstos, que en general se desecha, es adecuada para elaborar zumos. Se reservarán las partes tiernas para hervir al vapor.
- **Zumo resultante:** Con las partes sobrantes de cuatrocientos gramos de espárragos se obtendrá entre un cuarto de taza y media taza de zumo.
- **Conservación:** Envolver los espárragos en un paño húmedo o en papel encerado y guardarlos en el frigorífico. El calor y el ambiente seco reduce su contenido en azúcar y aumenta el de fibra, haciéndolos prácticamente incomestibles. Cuando uno de los tallos esté fláccido, se cortará un poquito su extremo en diagonal y se dejará un ratito en agua.
- **Utilización:** Puede añadirse zumo de espárragos a las sopas, guisos y salsas. Resultan deliciosos en ensaladas, como en el caso de la terrina vegetal, y en platos fuertes, como la quiche de espinacas y espárragos. Combina bien con cualquier zumo de hortalizas, brotes germinados o verduras. En cualquiera de las recetas del libro en las que haya que añadir zumo verde puede utilizarse el de espárragos para sustituir la cantidad que se exija de cualquier otro zumo.

Espinacas

¿Qué niño o adulto nacido durante los últimos cincuenta años no ha aplaudido la aparición de las espinacas en la mano de Popeye, a pesar de que para sus adentros maldijera aquellas hojas verdes que mamá le obligaba a comer? Y sin embargo, las espinacas superan la aversión; se trata de una hortaliza resistente, originaria de Irán, que se cultiva en toda Europa. De la familia de las quenopodiáceas, la espinaca no salió de Oriente Medio hasta la era cristiana, a partir de la cual se extendió como reguero de pólvora. Pasó a China y Nepal en el 647, llegó a España alrededor del 1100 y a Alemania hacia finales del siglo XIII. Hacia el siglo XIV se cultivaba normalmente en las huertas de los monasterios europeos, y en 1390, un libro de cocina británico incluye recetas con «spynoches». La espinaca llegó a las colonias muy pronto, y en la actualidad se cultivan algunas de sus variedades, lisas y rizadas.

- **Temporada:** Pueden adquirirse espinacas durante todo el año y sobre todo de abril a mayo.
- **Selección:** Para zumo, se elegirán espinacas con hojas frescas, de un color verde intenso. Sus tallos deben ser sólidos y no excesivamente largos. Es preferible adquirirlas a granel en vez de envasadas.
- **Preparación:** Lavarlas bien (no ponerlas en remojo) en agua fría y seguidamente secarlas en un colador o secador de ensalada para quitarles el exceso de agua. Si quiere extraerse su zumo, se juntarán en un ramillete, sin necesidad de cortarlas.
- **Zumo resultante:** Unos cuatrocientos gramos (cuatro ramilletes) de espinacas producirán más o menos una taza de zumo.

- **Conservación:** Pueden guardarse las espinacas en una bolsa de plástico perforada, en el frigorífico, entre tres y cinco días.
- **Utilización:** El zumo de espinacas es demasiado fuerte para tomarse solo. Para bebidas, se añadirá una pequeña cantidad al zumo de zanahoria, apio, perejil, manzana o tomate. En las recetas, el zumo de espinacas resulta muy práctico: añade color, aroma y valiosos nutrientes.

Frambuesas

La frambuesa, prima hermana de la mora, es la fruta de un arbusto espinoso de las rosáceas. Sin tener nada que ver con una baya (véase moras), tiene también relación con el camemoro. Las frambuesas crecen silvestres en la mayor parte de Europa, Asia oriental y Norteamérica. La frambuesa se cultivó primeramente en Inglaterra a mediados del siglo XVI, y en 1845 en Estados Unidos.

- **Temporada:** Pueden conseguirse frambuesas, negras o rojas, de mediados de abril a julio, siendo julio el mes álgido.
- **Selección:** Para zumo; se escogerán las frambuesas más brillantes, carnosas y limpias. Su color ha de ser uniforme e intenso. Las frambuesas deben tener un aspecto fresco, sólido y seco. Se desecharán las que tengan un tono mate, sean blandas o manoseadas; comprobar que en el fondo del recipiente no haya manchas de humedad o moho. Se evitarán también las que sigan llevando las hojitas superiores, señal de que están verdes.
- **Preparación:** Inmediatamente antes de utilizar las frambuesas, se enjuagarán en agua fría y corriente, para secarlas posteriormente en un colador. Hay que eliminar las que estén deterioradas.

- **Zumo resultante:** Con el equivalente al volumen de medio litro de frambuesas se extraerá aproximadamente media taza de zumo.
- **Conservación:** Guardar las frambuesas, sin lavar ni tapar, en el frigorífico durante un par de días. Deben mantenerse secas.
- **Utilización:** Una deliciosa forma de utilizar las frambuesas sobrantes es disfrutar de un cóctel veraniego de frambuesa.

Fresas

Fruta muy apreciada en todo el mundo por su sabor y aroma de una planta perenne de la familia de las rosáceas, que crece silvestre en distintas partes del mundo. Las fresas silvestres, de las que se cuentan cinco o seis especies, prefieren los climas templados, y al parecer son originarias de Chile y la parte occidental de América del Norte. Las fresas se cultivaron por primera vez en el siglo XIII, cuando un marinero francés las llevó a su país tras uno de sus viajes. En el curso de los últimos sesenta años, se han obtenido híbridos en Europa para mejorar su consistencia y tamaño de cara a la comercialización.

- **Temporada:** Pueden encontrarse fresas de enero a julio, y su momento álgido se sitúa entre abril y junio.
- **Selección:** Para zumo, se elegirán fresas sólidas, maduras y secas, en su punto de madurez, limpias y brillantes. Su color debe ser uniformemente rojo.
- **Preparación:** Simplemente lavar las fresas. Puede dejarse el pequeño capuchón verde, aunque si se va a usar la pulpa, tal vez sea mejor quitárselo, pues les dará un punto de acidez y un aspecto moteado.

- **Zumo resultante:** Con el equivalente al volumen de cuatrocientos centilitros de fresas se obtendrá aproximadamente una taza de zumo.
- **Conservación:** Pueden dejarse las fresas en el frigorífico sin tapar un par de días. Las congeladas duran mucho más.
- **Utilización:** El zumo de fresa solo resulta algo espeso, por lo que puede diluirse con un poco de zumo de manzana. Puede mezclarse asimismo el zumo de fresa con el de melocotón, pera, piña, uva o cualquier baya.

Hinojo

Hinojo es el nombre vulgar que se da tanto a la planta silvestre como a la cultivada, denominada más específicamente hinojo dulce. El hinojo dulce era ampliamente conocido por los antiguos griegos, quienes incluso dieron su nombre a una región del país. Los griegos utilizaron al principio el hinojo, de la misma familia que la zanahoria, como medicamento. Se creía que tenía propiedades adelgazantes y, durante la Edad Media, se tomaban sus semillas por sus propiedades digestivas. Se cultivó primeramente hacia el siglo XVI en Europa, sobre todo en la parte central y sur de Italia, y en la actualidad su cultivo se extiende por todo el Mediterráneo. En Italia se denomina *finocchio*, una variedad de suave aroma de anís o regaliz, hojas parecidas al helecho y tallos que desembocan en un sólido bulbo en su extremo. Hoy en día puede encontrarse en la mayor parte de supermercados y tiendas de alimentación natural. Se cultiva en huertas y jardines.

- **Temporada:** La temporada álgida del hinojo va de octubre a enero.

- **Selección:** Para zumo, se escogerá un hinojo de tronchos frescos y sólidos, con brotes verdes y ligeros. El bulbo tiene que ser compacto y de un blanco verdoso.
- **Preparación:** Se enjuagará el hinojo y si se desea, se recortarán las hojas, que pueden utilizarse como hierba aromática. Para extraer su zumo, se cortará el bulbo en trozos adecuados a la licuadora.
- **Zumo resultante:** Un bulbo mediano (de unos cuatrocientos gramos) producirá alrededor de una taza de zumo.
- **Conservación:** Se guardará el hinojo en el interior de una bolsa perforada en el frigorífico aproximadamente una semana.
- **Utilización:** El punto aromático de anís del hinojo añade un toque agradable a cualquier receta. El zumo de hinojo combina bien con otros zumos suaves y dulces como el de zanahoria, piña y manzana.

Hojas de nabo

El nabo es una hortaliza que se cultiva tanto por su raíz como por sus hojas. Constituye una planta bienal, pertenece a la familia de las crucíferas y tiene semejanzas con la col. Originario de Europa, el nabo se cultiva desde la época prehistórica. En lo que actualmente es Francia, en el año 42 d. de C. se cultivaban dos variedades de nabo, y Plinio habla de que los romanos tenían cinco. En el norte y parte central de Europa, el nabo fue el producto básico hasta que se introdujo la patata en el siglo XVI. Existen distintas variedades de nabo, si bien todas tienen el mismo aroma. En general se clasifican por su color (amarillo o blanco) y forma de la raíz.

- **Temporada:** Pueden encontrarse hojas de nabo de mayo a setiembre.
- **Selección:** Para zumo, se escogerán hojas frescas, de tono brillante e intenso. Se desecharán las que estén marchitas o moteadas.
- **Preparación:** Hay que enjuagar las hojas de nabo en agua corriente. Para extraer su zumo, se prepararán en forma de ramilletes que se adapten a la licuadora.
- **Zumo resultante:** Con un pequeño ramillete de hojas de nabo se obtendrá aproximadamente una cucharada de zumo.
- **Conservación:** Pueden guardarse las hojas de nabo en bolsa de plástico en el frigorífico un máximo de una semana.
- **Utilización:** Las hojas de nabo contienen gran cantidad de betacaroteno y una buena selección de minerales. Si se añade el zumo de unas cuantas hojas a una receta puede aumentarse considerablemente su valor nutritivo.

Judías verdes

Ya nadie puede denominarlas «judías con hilos», puesto que la hibridación ha acabado con los hilos. En el mercado, se pedirán judías tiernas. Pueden encontrarse también secas. Proceden de las semillas de unas plantas de la familia de las leguminosas. Las judías verdes se comercializan y consumen cuando todavía no han madurado, lo que las distingue de las secas. Existen más de ciento cincuenta variedades de judías verdes, entre las que citaremos el haricot francés, etc. Pueden tener una tonalidad amarilla o verde, y las encontramos en distintas formas y tamaños. Originarias de América del Sur, llegaron a Europa a principios del siglo XIV. Las judías tiernas

fueron denominadas «judías francesas» por los británicos, por el lugar en donde se cultivaron primeramente, a pesar de que los franceses las llamaban haricots.

- **Temporada:** Pueden encontrarse judías tiernas durante todo el año, aunque los meses álgidos son de mayo a octubre.
- **Selección:** Para el zumo, se escogerán judías verdes tiernas, largas, esbeltas y bien formadas. Tienen que ser crujientes, chasquear cuando se cortan. Se escogerán las vainas de color amarillo o verde brillante, según la variedad, de apariencia y tacto aterciopelado. Se desecharán las que tengan arrugas, se vean resecas o tengan un tono rojizo. Tampoco son aconsejables las que presenten bultos, pues sus semillas apenas tienen que notarse.
- **Preparación:** Para elaborar zumo de judías verdes, basta con enjuagarlas. No hay que quitarles los extremos.
- **Zumo resultante:** Con una taza llena de judías verdes se obtendrá aproximadamente un cuarto de taza de zumo.
- **Conservación:** Se guardarán las judías tiernas en una bolsa de plástico en el frigorífico durante unos cinco días.
- **Utilización:** De siempre se ha utilizado el zumo de las judías verdes como tónico para el páncreas y remedio natural para la diabetes y la hipoglucemia. Por sí mismo, no tiene buen sabor, pero combina bien con otros zumos, como el de zanahoria o tomate, que disimulan su sabor.

Kiwi

Se trata de una fruta relativamente nueva, que se comercializa en Europa tan sólo desde la Segunda Guerra Mundial. Procedente de la parte oriental de Asia, China en concreto, hasta hace muy poco se conocía como actinidia o grosella china. Pertenece a la familia de las actinidias, muchas especies de la cual se introdujeron en Europa durante el siglo XX como plantas ornamentales. Su árbol es pequeño. Sus yemas son pilosas y de ellas salen unas hojas redondas, aterciopeladas, de tono verde oscuro, y a finales de primavera, unas flores blancas en las que destacan unas manchas de un tono marrón amarillento. Los frutos, cubiertos de pelusilla, son un poco más grandes que una nuez y tienen un sabor agradable, algo ácido. Maduran a principios de invierno y pueden conservarse hasta la primavera.

- **Temporada:** Los meses álgidos para los kiwis son de junio a diciembre.
- **Selección:** Para zumo, se escogerán kiwis de carne firme, aunque maduros, que cedan poco a la presión del dedo. Su piel tiene que ser marrón y con pelusa.
- **Preparación:** Hay que pelar siempre el kiwi. La fruta tropical como ésta suele proceder de países extranjeros donde se admiten los tratamientos químicos. Para extraer su zumo, se cortará por la mitad.
- **Zumo resultante:** De un kiwi grande o dos medianos se extraerá aproximadamente media taza de zumo.

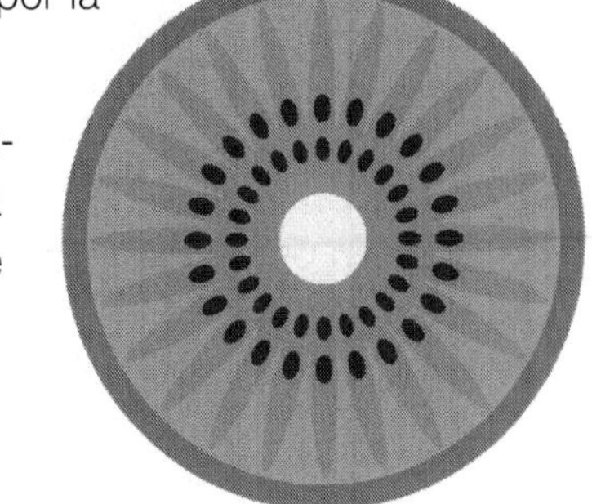

- **Conservación:** Los kiwis maduran a temperatura ambiente. Una vez maduros, pueden guardarse en el frigorífico entre tres y seis semanas.
- **Utilización:** El zumo del kiwi es delicioso combinado con el de manzana, pera, fresa, mora o piña.

Lechuga

Muchas personas cuando oyen la palabra ensalada piensan en lechuga. Son prácticamente sinónimos. La lechuga es una hortaliza muy antigua, que ya se sirvió a los reyes persas en el siglo VI a. de C. Los romanos cultivaron una docena de variedades de lechuga durante el siglo I a. de C. y los chinos la cultivaron doscientos años después. Colón llevó semillas de lechuga al Nuevo Mundo y en 1806, en las huertas americanas, se tiene constancia de dieciséis variedades de esta hortaliza. Los botánicos no están de acuerdo en cuanto a su origen, si bien la mayoría cree que procede de Asia, a partir de una hierba denominada lechuga silvestre. La lechuga actual se divide en tres categorías principales: la tipo col, la romana y la rizada. Se comercializan más de cincuenta variedades, entre las cuales se incluyen la iceberg, Boston, Bibb, hoja verde y rojiza.

- **Temporada:** Puede encontrarse lechuga iceberg y romana durante todo el año. Para las demás variedades son distintos los meses álgidos.
- **Selección:** Para zumo, se escogerá una lechuga fresca, tierna y crujiente. Tiene que pesar bastante en comparación con su tamaño y no presentar manchas. Las hojas externas tienen que ser oscuras y brillantes y sus venillas y tronchos, finos. Se desecharán las lechugas marchitas o faltas de color. Tampoco es aconsejable escoger la del tipo iceberg, pues tiene poco valor nutritivo y escaso aroma.

- **Preparación:** Enjuagar la lechuga en agua corriente; no dejarla en remojo. Para extraer su zumo, se separarán unas cuantas hojas con las que se formará un manojo.
- **Zumo resultante:** Con cuatro hojas de lechuga se conseguirá aproximadamente un cuarto de taza de zumo.
- **Conservación:** Mantener todo tipo de lechuga en una bolsa perforada en el frigorífico un máximo de cinco días. Si se guarda lechuga iceberg, tiene que haberse secado por completo, pues sus hojas podrían pudrirse.
- **Utilización:** Se ha usado tradicionalmente el zumo de lechuga combinado con el de zanahoria, pimiento y brotes de alfalfa para acelerar el crecimiento del pelo y devolverle su color natural. El zumo de lechuga no tiene en sí mucho sabor, pero combina bien con los de zanahoria, tomate o manzana.

Lima

Se trata de otro miembro de la familia de las mirtáceas, la fruta más sensible a la helada de todos los cítricos. Originaria del sudeste asiático, se ha cultivado durante miles de años, de preferencia en suelos rocosos o arenosos y climas tropicales. Probablemente los árabes trasladaron las limas de la India hacia otras partes entre el 570 y el 900 dC. En 1514, se tiene noticia de que existían limas que crecían silvestres en Haití. La lima fue una fruta popular entre los marineros británicos, que solían llevar con ellos dicho zumo para evitar el escorbuto, lo que les valió el sobrenombre de *limeys*.

- **Temporada:** Los principales meses de producción de lima se sitúan entre abril y agosto.
- **Selección:** Para zumo, se escogerán limas de un verde brillante y piel firme aunque no dura. Tienen que pesar bas-

tante en comparación con su tamaño y tener la piel reluciente y delgada para que produzcan el máximo zumo y el mejor aroma.

- **Preparación:** No hay que pelar las limas de cultivo biológico, bastará con enjuagarlas, pero sí que será imprescindible en las que no son orgánicas. Para extraerles el zumo, se cortarán en trozos que se adapten a la licuadora.
- **Zumo resultante:** Con una lima mediana se obtendrán aproximadamente dos cucharadas de zumo.
- **Conservación:** Pueden guardarse las limas en el frigorífico hasta dos semanas.
- **Utilización:** El zumo de lima puede sustituir al de limón en la mayoría de recetas. Combina bien con la mayor parte de fruta y confiere un toque de vitalidad a los zumos de verduras. Puede añadirse también a las infusiones.

Limón

El limón es un cítrico parecido al pomelo, de la familia de las rutáceas que crece en climas templados, especialmente en las regiones mediterráneas y el sur de los EE.UU. Originario de Asia tropical, el limón se ha cultivado por espacio de unos 2.500 años. Los árabes lo llevaron a España hacia el siglo x, y los conquistadores españoles lo trasladaron al Nuevo Mundo.

- **Temporada:** Puesto que el limonero tiene una floración mensual, se dispone de limones durante todo el año, si bien los principales meses son de abril a agosto.
- **Selección:** Para zumo, se elegirán limones de un amarillo profundo y tacto sólido, aunque no duro. Su piel tiene que ser untuosa al tacto y delgada si se quiere extraer más zumo y aroma. Se escogerán los limones que más pesen

en relación a su tamaño. Deben desecharse los que tengan arrugas, piel dura o sean blandos o esponjosos al tacto. Hay que estar alerta también a que no tengan deterioros debidos a algún proceso mecánico o estén mustios, lo que se detecta por su blandura y falta de coloración en el extremo del rabillo.

- **Preparación:** Los limones de cultivo biológico tan solo hay que enjuagarlos. De lo contrario, habrá que pelarlos. Para extraer su zumo, se cortarán en trozos adecuados para la licuadora.
- **Zumo resultante:** De un limón mediano se extraerá aproximadamente un cuarto de taza de zumo.
- **Conservación:** Se guardarán los limones en el frigorífico unos quince días.
- **Utilización:** Para conseguir una combinación especialmente refrescante, se extraerá el zumo de un cuarto de limón junto con el de tres manzanas. ¡Dulzura natural y vigorizante!

Mango

Fruto perteneciente a la familia de las anacardiáceas, al parecer originario de Borneo, Malaya o la región del Himalaya, en la India. Se cultiva hace más de 4.000 años, constituyendo un alimento importante en la zona tropical y siendo profundamente respetada por los hindús. El mango, de aspecto parecido a un melocotón ovalado, se presenta en múltiples variedades, cuyo tamaño va de la ciruela al melón. Por lo general es de color naranja, jaspeado, aunque pueden encontrarse mangos verdes, amarillos y rojos. Se comercializa mango procedente de California, Florida, Haití, las Antillas y México.

- **Temporada:** Pueden encontrarse mangos entre los meses de mayo y setiembre, con el momento álgido en junio.
- **Selección:** Para zumo, se escogerá un mango que ceda ligeramente a la presión de los dedos. Son mejores los moteados con tonos naranja, dorado, rojo, verde y negro. Se evitarán los que tienen una tonalidad verde uniforme, pues es probable que no maduren, y también los que tengan manchas negras o partes de la fruta muy blandas.
- **Preparación:** Siempre hay que pelar los mangos, ya que pueden proceder de países en los que no está prohibido su tratamiento con productos cancerígenos. Se marcarán unos cortes longitudinales con el cuchillo y se extraerá la piel como se hace con la de los plátanos. Hay que extraerle también el hueso, pero se puede ir cortando la carne alrededor de éste. Para zumo, se cortará en trozos adecuados a la licuadora.
- **Zumo resultante:** Con un mango mediano (de unos cuatrocientos gramos) se conseguirá aproximadamente media taza de zumo.
- **Conservación:** Un mango sólido madurará a temperatura ambiente en tres o cuatro días. Si se adquiere ya maduro, puede guardarse unos tres días en el frigorífico.
- **Utilización:** El zumo de mango es muy espeso. Resulta delicioso diluido en zumo de manzana, naranja o piña.

Manzana

La manzana es una de las frutas más antiguas del mundo, pues se encontró en los restos prehistóricos de un lago suizo. Se trata del fruto de un árbol de las rosáceas que se considera que tiene sus orígenes en la parte occidental de Asia, si bien actualmente se cultiva en todo el mundo. La manzana silvestre pertenece a la misma familia de las variedades que encontramos hoy en día. Es la fruta más comercializada de las zonas templadas, de ella se obtuvieron 8.000 variedades tan sólo en los EE UU a principios del siglo XX. Hoy en día únicamente se mantienen alrededor de 1.000 de estas variedades, de las que se consumen regularmente unas pocas. Entre otras variedades populares, cabe citar, Golden Delicious, Jonathan y Granny Smith.

- **Temporada:** Existen manzanas durante todo el ano, pues hay variedades de verano, otoño e invierno. De todos modos, la primavera es el momento más delicado ya que probablemente han permanecido un tiempo en cámaras frigoríficas. Las principales recolecciones de manzanas empiezan a finales del verano, en agosto o primeros de septiembre.
- **Selección:** Para zumos, se elegirán manzanas crujientes, compactas; contienen más jugo. Las manzanas blandas o harinosas producen un jugo demasiado espeso. Las manzanas para hacer en el horno o las verdes no tienen suficiente jugo.
- **Preparación:** Si se trata de una manzana biológica, basta con lavarla; si no es biológica o ha sido encerada, hay que pelarla. Para sacar el jugo de la manzana, se cortará en cuatro trozos que puedan introducirse en el am del exprimidor. Puede exprimirse también el corazón, aunque para

ello hay que extraer en primer lugar las semillas, pues contienen pequeñas cantidades de cianuro. En general, éstas saltarán con facilidad, pero si resulta difícil, se cortará el corazón. Si se va a utilizar la pulpa, no se exprimirá el corazón.

- **Zumo resultante:** Con tres manzanas medianas (unos cuatrocientos gramos) obtendremos una taza de zumo.
- **Conservación:** Hay que mantener las manzanas en un lugar fresco, ya sea el frigorífico o la bodega.
- **Utilización:** El zumo de manzana combina con casi todo. Cuando se mezcla con otro zumo, suele dominar el sabor del otro. El zumo de manzana combina bien con el de fresas, cerezas, diversas variedades de arándanos, piña, melocotón, pera, uva, mango, kiwi, zanahoria, apio, remolacha, todas las verduras de hoja verde e incluso pequeñas cantidades de ruibarbo. Para conseguir un sabroso cambio en el gusto, frotaremos ligeramente el exprimidor con un poco de jengibre o una cuarte parte de un limón.

Melocotón

Otra fruta muy popular. Originario de China, el melocotón se cultiva desde la antigüedad. Desde Asia, dio la vuelta al mundo y llegó a las Américas con los colonizadores. Actualmente, los EE.UU., junto con Italia, se consideran los principales productores de melocotón. Pertenece a la familia de las rosáceas y existen dos tipos: los que tienen la carne pegada al hueso y los que no.

- **Temporada:** Pueden conseguirse melocotones de mayo a octubre, y principalmente de julio a agosto.

- **Selección:** Hay que comprar melocotones solamente durante su temporada. Para zumo, se escogerán los gordos, con pelusilla, de tonos amarillo intenso o bien amarillo con algo de rojo. Su carne tiene que ser firme y ceder algo al presionarla con el dedo. Se evitarán los melocotones demasiado verdes, que madurarían después de unos días, pero no son tan dulces como los que maduran en el árbol.
- **Preparación:** Los melocotones de cultivo biológico tan solo hay que lavarlos; de no ser así, habrá que extraerles la piel. Para hacer zumo de melocotón, se cortarán por la mitad y se les quitará el hueso. Se cortarán las mitades en trozos adecuados a la licuadora.
- **Zumo resultante:** Con unos cuatrocientos gramos de melocotones se obtendrán aproximadamente tres cuartos de taza de zumo.
- **Conservación:** Se conservarán en el frigorífico unos cuatro días los melocotones maduros. Esta fruta madurará a temperatura ambiente, aunque es algo no recomendable.
- **Utilización:** El zumo de melocotón es auténticamente delicioso combinado con zumo de fresa, manzana, uva, cereza, frambuesa, mora o papaya.

Melón

El melón -dividido comercialmente en cantaloupe, redondo o anaranjado, y blanquecino y alargado- es otro fruto muy antiguo, y sus variedades dulces fueron ya cultivadas por los egipcios hace como mínimo 2.400 años. El redondo, originario de la India y Guinea tiene más de 2.000 años. Pertenece a la misma familia que la calabaza, la sandía y el pepino y se cultiva en climas cálidos. Entre los melones de forma alargada son famosos los persas, los de la especie casaba, cranshaw y canaria. Los redondos, muy extendidos en Asia, fueron llevados a España por los árabes durante el siglo VIII. No obstante, no pasaron al resto de Europa basta el siglo XV. Cristóbal Colón los introdujo en el Nuevo Mundo en 1492.

- **Temporada:** Pueden conseguirse melones pequeños anaranjados entre mayo y septiembre, siendo el momento álgido entre junio y julio. Los demás se encuentran todo el año, aunque en mayor cantidad entre julio y octubre; la especie casaba, entre julio y noviembre, y los persas entre agosto y septiembre.

- **Selección:** Para zumo, se elegirán melones sólidos, ni muy blandos ni muy duros, que tengan un peso considerable en relación a su tamaño, garantía de que contienen mucho jugo. Los redondos tienen que tener una tonalidad cremosa y una especie de relieve que recuerda una red. No tienen que tener trozos muy lisos, pero sí una hendidura junto al pedúnculo. En los melones alargados tampoco hay que detectar partes muy lisas. Su tonalidad, en el fondo del entramado, debería ser gris verdosa y nunca blanquecida, lo que indicaría que no está maduro. La piel tiene que ceder algo al tacto y ser un poco pegajosa. Los de la variedad casaba tendrán un color amarillo dorado y cederán algo a la presión del dedo en la parte del pedúnculo; los cranshaw, dorados y de aroma dulce.

- **Preparación:** Hay que enjuagar, cortar y extraer las pepitas del melón. Si se quiere extraer su zumo y es de cultivo biológico, se cortará en trozos adecuados a la licuadora; en este caso, puede extraerse el zumo de todo el melón, incluyendo la piel y las pepitas. Si no es de cultivo orgánico, se le quitará la piel.

- **Zumo resultante:** Con unos cuatrocientos gramos de melón se conseguirá aproximadamente una taza de zumo.
- **Conservación:** Los melones maduran a temperatura ambiente. Una vez maduro, se envuelve y se guarda en el frigorífico unos tres días.
- **Utilización:** El zumo de melón es rico en sí mismo, pero puede probarse con un poco de menta fresca.

Moras

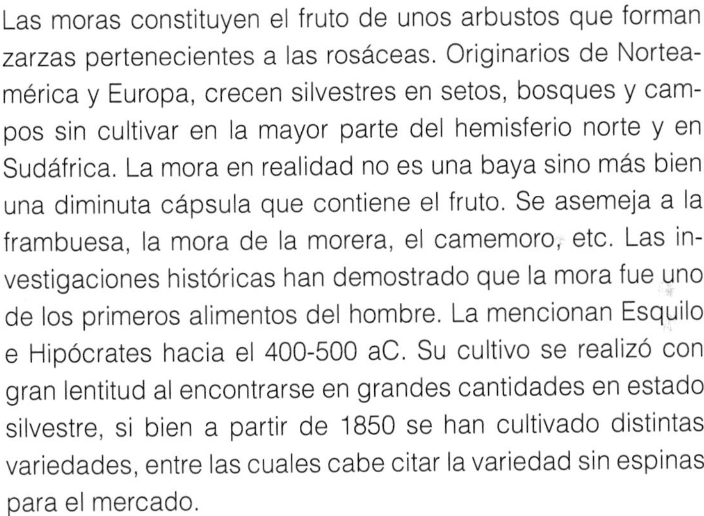
Las moras constituyen el fruto de unos arbustos que forman zarzas pertenecientes a las rosáceas. Originarios de Norteamérica y Europa, crecen silvestres en setos, bosques y campos sin cultivar en la mayor parte del hemisferio norte y en Sudáfrica. La mora en realidad no es una baya sino más bien una diminuta cápsula que contiene el fruto. Se asemeja a la frambuesa, la mora de la morera, el camemoro, etc. Las investigaciones históricas han demostrado que la mora fue uno de los primeros alimentos del hombre. La mencionan Esquilo e Hipócrates hacia el 400-500 aC. Su cultivo se realizó con gran lentitud al encontrarse en grandes cantidades en estado silvestre, si bien a partir de 1850 se han cultivado distintas variedades, entre las cuales cabe citar la variedad sin espinas para el mercado.

- **Temporada:** Pueden encontrarse moras de mayo a agosto.
- **Selección:** Para zumos, se escogerán las más brillantes, carnosas y limpias. Se elegirán preferentemente las que tengan un tono negro o azulado; no hay que comprar moras algo verdes o descoloridas. Tienen que estar frescas, tener un aspecto sólido y seco. Se desecharán las moras que goteen, y hay que comprobar el recipiente que las contiene por si hay manchas de humedad o moho.

- **Preparación:** Inmediatamente antes de utilizar las moras, se aclararán en agua corriente y se secarán en un colador. Se extraerán los tallos y se desecharán las bayas deterioradas.
- **Zumo resultante:** El volumen correspondiente a medio litro de moras producirá aproximadamente media taza de zumo.
- **Conservación:** Guardar las moras, sin lavar ni tapar, en el frigorífico durante un par de días. Hay que mantenerlas secas.
- **Utilización:** Constituyen un complemento interesante en recetas de zumos.

Naranja

La naranja es una de las frutas que lleva más tiempo cultivándose. En el año 500 aC., aparece citada en obras de Confucio, y en el 1178 dC., un horticultor chino menciona 27 variedades. De árbol perenne, de las rutáceas, al igual que el limón, la naranja es originaria del este de Asia. En primer lugar se extendió hacia la India y más tarde, lentamente, por todo el mundo. Los exploradores españoles la llevaron a Florida a principios del siglo XVI y los californianos ya cultivaban el árbol a finales del XVII. La naranja prefiere los climas cálidos del Mediterráneo, el sur de los EE.UU., México y Brasil. Se dividen en tres tipos: dulce, agria y el que incluye las mandarinas, clementinas y satsumas. La naranja dulce puede ser normal, sanguínea o navel. Entre las variedades dulces más populares citaremos la navel Washington, valenciana, y Jaffa.

- **Temporada:** Existen naranjas durante todo el año, si bien los meses álgidos son los de invierno y primavera.

- **Selección:** Para zumo, se escogerán naranjas sólidas, que pesen bastante en comparación con su tamaño. Algunas variedades son especiales para zumo. Su piel debe ser delgada, fina y brillante.
- **Preparación:** Haya que pelarlas siempre, ya que su piel contiene una sustancia tóxica que no hay que consumir en cantidad. En cambio, se dejará casi toda la parte blanca, pues es rica en bioflavonoides y vitamina C. Para zumo, se cortarán a la medida de la licuadora.
- **Zumo resultante:** Con dos naranjas medianas (unos cuatrocientos gramos) se obtendrían aproximadamente una taza de zumo.
- **Conservación:** Pueden dejarse en el frigorífico unos quince días.
- **Utilización:** Producen más zumo pasadas por la licuadora que exprimidas, y éste resulta más cremoso. De una u otra forma, su jugo es delicioso combinado con el de pomelo o piña.

Papaya

La papaya es otra fruta que se considera exótica en el continente europeo, y en cambio no sólo resulta un alimento comente sino básico en Hawai. Efectivamente, se considera el segundo producto en importancia en estas islas después del plátano, lo mismo que en América Central y del Sur; actualmente, Hawai es el centro comercial para este producto. Perteneciente a la familia de las caricáceas, tiene un aspecto parecido al del melón y también su textura. Tiene un diámetro de entre diez y cincuenta centímetros y pesa alrededor de ocho kilos. Tiene la piel de color amarillo y su interior es amarillo o salmón. Procede de América Central, en concreto de México, y de las Antillas. De ahí se extendió a otras zonas tropicales, principalmente a Asia, África y Polinesia.

- **Temporada:** Pueden encontrarse papayas durante todo el año, aunque los principales meses son entre mayo y junio.
- **Selección:** Para zumo, se escogerá una papaya de color naranja dorado o amarillo profundo, lo que indicará que está madura. Tiene que ser algo blanda pero no demasiado.
- **Preparación:** Siempre hay que pelar la papaya. La fruta tropical como la papaya a menudo procede de países en los que siguen siendo legales los productos químicos cancerígenos. En primer lugar se cortará por la mitad y se retirarán las semillas. Luego se retirará la piel. Si se quiere extraer su jugo, se cortará en trozos adecuados a la licuadora.
- **Zumo resultante:** Con una papaya mediana se conseguirá aproximadamente una taza de zumo.
- **Conservación:** Pueden dejarse madurar las papayas a temperatura ambiente. Una vez maduras, se guardarán dos o tres días en la nevera.
- **Utilización:** El zumo de papaya es una auténtica delicia. Puede tomarse solo o mezclado con zumo de naranja, mango, melocotón, pera o pina. También es rico con un poco de limón, jengibre o lima.

Patata

A pesar de que muchos defienden su origen irlandés, en realidad la patata procede de los Andes. Se cultivaba con gran profusión en Sudamérica en tiempos de la conquista española y se había hecho popular entre aztecas e incas. Los españoles llevaron la patata a Europa a principios del 1500, y se tiene noticia de que sir Walter Raleigh la introdujo en Irlanda a finales de dicho siglo. Cruzó de nuevo el Atlántico hacia 1600 y llegó a América del Norte. Perteneciente a las solanáceas, planta perenne, la patata es hoy en día uno de los cultivos más importantes del mundo. Su extensión consiguió el descenso del escorbuto por su alto contenido en vitamina C y se considera un «alimento completo», pues contiene la mayor parte de nutrientes que precisa el ser humano para subsistir.

- **Temporada:** Se encuentran patatas todo el año.
- **Selección:** Para zumo, se escogerán patatas sólidas, bien conformadas, que pesen bastante en relación a su tamaño. Las patatas nuevas, blancas y redondeadas tienen una piel delgada y lustrosa. Se desecharán las arrugadas, con cortes, descascarilladas, con trozos pochos, sin piel o mustias. Hay que evitar sobre todo las que tengan trozos verdes o grillos, indicadores de la presencia de solanina, alcaloide a veces tóxico.
- **Preparación:** Fregar las patatas, cortarles los ojos o trozos deteriorados. Para zumo, cortarlas en trozos para la licuadora.
- **Zumo resultante:** Con dos patatas medianas se obtendrá aproximadamente una taza de zumo.
- **Conservación:** Guardar las patatas en un lugar fresco, seco, oscuro y ventilado unas cuantas semanas. No hay

que guardarlas en el frigorífico, pues el frío convierte su almidón en azúcar. No hay que dejarlas mucho tiempo en un sitio iluminado, ya que la luz las pone verdes. Pueden dejarse incluso seis meses en un sótano.

- **Utilización:** Tal vez el zumo de patata no sea el mejor para tomar solo, pero resulta excelente en las comidas. Es un buen espesante para salsas, sopas y guisos. Pero hay que tener mucho cuidado, ya que si se deja demasiado tiempo en reposo este zumo, el almidón hace un poso, por lo que es conveniente remover el zumo antes de utilizarlo.

Pepino

Fruto de una planta herbácea anual de la misma familia que la calabaza. Muy popular en Afganistán, Irán, Paquistán y Turquía, donde, por su alto contenido en agua, se come en crudo durante todo el día para refrescar el cuerpo en los días calurosos. En dichos países, los vendedores ambulantes los ofrecen pelados y troceados por unas monedas. Se dice que procede de la India y Asia tropical, pero los botánicos no han localizado aún su origen silvestre. Se conoce de antiguo, pues lo consumían ya los egipcios y se hizo popular entre los griegos y romanos. Se menciona en la Biblia y los orientales lo han utilizado como alimento durante más de 3.000 años.

- **Temporada:** Se encuentran pepinos en el mercado todo el año, si bien la época álgida se sitúa entre mayo y agosto.

- **Selección:** Para zumo, se escogerán pepinos consistentes, brillantes y redondeados, de un tono verde más bien oscuro, de entre diez y quince centímetros de largo. Hay que desechar los pepinos de un verde mate, amarillentos o demasiado gordos, así como los abultados, arrugados o resecos, de tacto gomoso y sabor amargo.

- **Preparación:** Deben pelarse los pepinos que han sido tratados con productos químicos o encerados; los que procedan de agricultura biológica tan solo se enjuagarán. Para zumo, se cortarán en trozos adecuados para la licuadora.
- **Zumo resultante:** De un pepino grande, con piel (de unos trescientos gramos) puede sacarse una taza de zumo.
- **Conservación:** Mantenerlos en el frigorífico, que conserven la humedad.
- **Utilización:** El zumo de pepino es suave y refrescante. Combina bien con el zumo de tomate y el de zanahoria.

Pera

Al igual que el melocotón, la pera pertenece a la familia de las rosáceas. Es originaria de la parte occidental de Asia y de la región del mar Caspio; se cultivó por primera vez hace unos cuatro mil años y griegos, romanos y también chinos apreciaron sus virtudes. Algunos escritores griegos, entre los que se incluye Homero en el año 1000 a. de C., citaron los perales, y Plinio el Viejo, naturalista romano, confeccionó una lista con cuarenta variedades en el siglo I d. de C. En la actualidad existen más de cinco mil variedades, aunque comercialmente las importantes se reducen apenas a una docena. La mayor parte de peras actuales son híbridos de la pera mantecosa europea y de la pera granulosa asiática.

- **Temporada:** Durante todo el año se encuentran peras, según la variedad.
- **Selección:** Para zumo, se escogerá una pera de color intenso, gorda, sólida pero que ceda a la presión. Mantenida a temperatura ambiente tiene que desprender una fragancia dulce; se deterioran con mucha facilidad, por lo que

hay que poner atención en su manejo. Se evitarán las peras mustias, pues tienen poco zumo.

- **Preparación:** Las peras de cultivo biológico tan solo deben lavarse. Para extraer su zumo se cortarán en trozos adecuados a la licuadora. No hace falta quitarles el corazón ni las semillas.
- **Zumo resultante:** Con dos peras y media de tamaño mediano (aproximadamente cuatrocientos gramos) se extraerá una taza y media de zumo.
- **Conservación:** Pueden dejarse madurar las peras a temperatura ambiente durante dos o tres días. Las maduras se refrigerarán y guardarán unos cinco días.
- **Utilización:** El zumo de pera es delicioso por sí solo o combinado con el de manzana, uva, cereza, melocotón, fresa, mora, kiwi o papaya.

Perejil

Si «tan sólo los perversos pueden cultivar perejil», como reza el antiguo dicho inglés, en este mundo tiene que haber muchos perversos. Actualmente, el perejil es la hierba más corriente. Procedente del Mediterráneo y perteneciente a la misma familia que la zanahoria, el perejil fue cultivado ya por los romanos, quienes lo suministraban a sus caballos para que fueran más veloces. Se ha estado plantando en las huertas europeas desde el siglo XVIII y los colonizadores lo llevaron al Nuevo Mundo. En la Edad Media se consideró hierba del diablo y muchas personas creían que el único día en el que se podía sembrar era el Viernes Santo. El perejil es una planta bienal de la que existen tres variedades: común, de hojas pequeñas; de Nápoles, de hojas largas y tallo grueso; y rizado.

- **Temporada:** Todo el año se puede conseguir perejil fresco, si bien los mejores meses son de octubre a diciembre.
- **Selección:** Para zumo, se elegirá perejil fresco, crujiente, verde oscuro. El perejil común y el rizado son algo elásticos. No se utilizará perejil amarillento.
- **Preparación:** Tan solo hay que lavarlo. Para exprimir su zumo, se colocará en ramillete sin necesidad de cortarlo.
- **Zumo resultante:** Con dos tazas llenas de perejil se obtendrá aproximadamente un cuarto de taza de zumo.
- **Conservación:** Envolver el perejil en plástico y guardarlo en la nevera hasta tres semanas.
- **Utilización:** El zumo de perejil es muy concentrado. Puede añadirse una pequeña cantidad al zumo de zanahoria u otras hortalizas. Puede añadirse unos 100 cl de zumo de perejil a casi todas las recetas de este libro en las que intervenga una salsa verde.

Pimiento

El pimiento, conocido también como pimiento dulce, crece en una planta herbácea anual o perenne perteneciente a la familia de las solanáceas. Puede ser verde o rojo y la única diferencia existente entre ambos colores radica en el momento de su recolección: el pimiento rojo es pimiento verde madurado. Pueden encontrarse también pimientos amarillos. El pimiento pertenece a la misma familia de los picantes, como la cayena, el chile, el pimentón y el pimiento morrón. Es originario de las zonas cálidas, templadas y tropicales de las Américas, en principio del Brasil. Fue introducido en Europa tras el descubrimiento de América.

- **Temporada:** Pueden encontrarse pimientos durante todo el año, y su temporada álgida va de junio a septiembre.
- **Selección:** Para zumo, se escogerán pimientos de carne firme, brillante, de peso considerable en relación a su tamaño, preferentemente sin encerar. La piel tiene que ser suave y la carne compacta. El color, ya sea verde, rojo o amarillo, se escogerá preferentemente oscuro. Hay que desechar los pimientos que tengan trozos blandos.
- **Preparación:** Lavar los pimientos, cortarlos por la mitad y extraer las pepitas. Si quieren utilizarse para zumo, se cortarán en trozos que puedan introducirse en la licuadora.
- **Zumo resultante:** De un pimiento mediano se sacará aproximadamente un cuarto de taza de zumo.
- **Conservación:** Se guardarán los pimientos en una bolsa de plástico en la nevera con una humedad que les permita mantenerse frescos una semana.
- **Utilización:** El zumo de pimiento es sorprendentemente suave. Añade un punto delicioso al zumo de tomate, pepino y zanahoria. Puede utilizarse el zumo de pimiento en sopas, salsas y guisos.

Piña americana

Los españoles dicen que, junto con América, Colón descubrió la piña americana. Los antillanos no están de acuerdo con ello, pues habían estado cultivando el ananá mucho antes de que llegara Colón. Se trata del fruto de una planta de la familia de las bromeliáceas, originaria de Sudamérica. En otra época constituía un regalo ofrecido a quienes visitaban las zonas tropicales, y los indios de las Antillas las colgaban encima de la puerta como señal de hospitalidad. Sigue siendo un símbolo de hospitalidad, y actualmente se cultiva en todo el mundo, incluso en los invernaderos europeos, pese a que rinde más en las regiones tropicales. Constituye la principal industria de Hawai, a donde la llevó en 1901 un joven bostoniano que inició la producción comercial con tan solo doce acres de terreno y actualmente posee una plantación de veinticinco mil. Hawai proporciona en la actualidad la mayor parte de piña en lata del mundo, con su variedad Smooth Cayenne, la más vendida. Entre otras variedades citaremos la Red Spanish, Queen y Pernambuco.

- **Temporada:** Pueden conseguirse piñas durante todo el año.
- **Selección:** Para zumo, se escogerá una que sea tierna, con buen aspecto, tersa y fragante; sus hojas superiores tienen que ser frescas y de un verde profundo. La piña tiene que ser larga, carnosa y sólida, de tonos amarillo anaranjado o dorado. Los ojos tienen que ser lisos y prácticamente huecos, y casi todos amarillentos. Se evitarán las que tengan los ojos acuosos u oscuros, hojas marrones y trozos descoloridos o demasiado blandos. Algunos dicen que puede comprobarse si está madura tirando de sus púas: si la fruta está madura, las púas se soltarán con

facilidad. Hay quien dice que esto son cuentos chinos. Para ahorrar tiempo, mejor será comprar piñas a las que ya se hayan extraído la corteza y el corazón.

- **Preparación:** Si se trata de una piña de cultivo biológico, sólo hay que lavarla, cortarle la parte superior, abrirla y cortarla a dados o rodajas. Si no es de cultivo biológico, tras cortarle la parte superior, se pelará. Para extraer su zumo, se cortará en trozos adecuados a la licuadora. También puede extraerse zumo del corazón, como el de la piel de cualquier fruta cultivada biológicamente.
- **Zumo resultante:** Con media piña y el corazón se obtendrá aproximadamente una taza de zumo.
- **Conservación:** Guardar la piña en el frigorífico hasta cinco días. Envolverlo si está troceado, en plástico, y guardarlo en la parte más húmeda del frigorífico entre tres y cinco días.
- **Utilización:** El zumo de piña resulta delicioso solo o combinado con el de naranja, papaya, pomelo o manzana. También combina bien con el de col rizada.

Pomelo

Se trata de un cítrico, de la familia de la naranja, el limón, la lima, la mandarina y la clementina. Se desarrolla en un árbol leñoso perenne de hojas siempre verdes que prefiere los climas templados del Mediterráneo, México y el sur de los EE UU. Alrededor del 97 % de la producción mundial de pomelos procede de los EE.UU., con un 90 % de la producción americana procedente de Florida y Tejas. El resto viene de California y Arizona. El pomelo se cultivó en principio hace más de 4.000 años en India y Malasia. Distintos expertos consideran que la toronja, popular fruto asiático, se introdujo en las Antillas y que su mutación produjo el pomelo. En el siglo XVIII, los antillanos le dieron este nombre. Existen tres colores de pomelo: blanco, rosa y rojo. La variedad rosa y roja suele ser más dulce que la blanca.

- **Temporada:** Pueden encontrarse pomelos durante todo el año, y su temporada álgida va de octubre a abril.

- **Selección:** Para zumo, se escogerán pomelos sólidos, que pesen y redondeados, con piel fina y suave. Son los que tienen más jugo y mejor aroma.

- **Preparación:** Para extraer el zumo del pomelo, se le quitará la piel exterior, ya que contiene una sustancia tóxica que no debe consumirse en grandes cantidades. Se dejará, sin embargo, una parte de la corteza blanca, rica en bioflavonoides. Se cortará el pomelo a trozos para introducirlo en la licuadora. El zumo de pomelo es algo fuerte y puede afectar el aroma de los zumos que habrán de licuarse posteriormente. Así pues, una vez extraído su zumo, habrá que enjuagar la licuadora antes de proceder a elaborar otros zumos.

- **Zumo resultante:** Con un pomelo grande se obtendrá aproximadamente una taza de zumo.

- **Conservación:** Se guardarán los pomelos hasta un par de semanas en el frigorífico.

- **Utilización:** El pomelo combina con el zumo de naranja o piña. Se conseguirá algo exquisito mezclando los tres frutos.

Rábanos

El rábano crece en una planta de la familia de las crucíferas, como la col, coliflor, col rizada y nabo. Su origen constituye un misterio, aunque se tiene noticia de que los antiguos los habían consumido. En realidad, según antiguos escritos egipcios, ya era popular antes de que se construyeran las pirámides. Y en la Antigua Grecia, un médico escribió todo un tratado sobre dicho vegetal. Se cree que Colón llevó el rábano a América. Los colonizadores lo cultivaron y tenemos noticia de su presencia en México en el 1500 y en Haití en 1565.

En 1548 era popular entre los ingleses, quienes lo comían crudo con pan. Se clasifican a grandes trazos en variedades de verano o de invierno; negro, rojo o blanco; y redondo o alargado. La variedad más popular es la de tipo rojo, redondo, del tamaño de una cereza.

- **Temporada:** Pueden adquirirse rábanos durante todo el año, aunque los mejores meses son abril, mayo y junio.
- **Selección:** Para zumo, se elegirán rábanos frescos y pequeños, lisos y bien conformados. Deben ser firmes al tacto, tiernos y crujientes, y no gomosos o astillosos. Se desecharán los que tengan trozos pochos, yemas, zonas ennegrecidas o grietas. Y sobre todo no olvidar: que no hay que juzgar un rábano por las hojas.
- **Preparación:** Quitarles las hojas y lavarlos.
- **Zumo resultante:** Con cinco rábanos medianos se extraerán aproximadamente dos cucharadas de zumo.

- **Conservación:** Guardarlos en el frigorífico, en una bolsa de plástico, hasta un par de semanas.
- **Utilización:** Con unos cuantos rábanos conseguiremos que un combinado tenga el punto de picante y aromático perfecto. No hay que pasarse, sin embargo, pues dicho zumo es muy fuerte.

Raíz de jengibre

Recibe el nombre de jengibre una planta vigorosa y perenne que se cultiva por su raíz, la cual se carameliza o seca para fines medicinales o aromáticos. Su raíz nudosa y de color beige tiene un sabor dulce y picante, que agrada mucho a orientales e indios en sus platos. Originaria de Malabar, India, la raíz de jengibre pasó de Oriente al sur de Europa antes de los romanos. De allí se trasladó a las Antillas, donde se extendió su cultivo con gran rapidez. Hoy en día se cultiva el jengibre en vastas regiones de clima templado.

- **Temporada:** Puede encontrarse raíz de jengibre en la mayoría de supermercados durante todo el año.
- **Selección:** Para zumo, se escogerán raíces de jengibre sólidas, carnosas y que pesen. El jengibre que no es fresco pesa poco y presenta arrugas. Evítese también adquirir raíces con extremos enmohecidos o descoloridos. Los pequeños bultos verdosos que se hallan en la parte principal de la raíz son brotes tiernos comestibles.
- **Preparación:** Si se trata de jengibre de cultivo biológico bastará fregar la raíz; de lo contrario, hay que pelarla. Se cortarán las partes deterioradas. Tras extraer el zumo de la raíz de jengibre, tal vez sea conveniente enjuagar la licuadora, pues su fuerte aroma podría impregnarse en el próximo zumo.

- **Zumo resultante:** Una rodaja de aproximadamente un centímetro de raíz de jengibre produce alrededor de media cucharadita de zumo.
- **Conservación:** En un ambiente fresco y húmedo puede conservarse unos cuantos meses.
- **Utilización:** La raíz de jengibre puede añadir un toque definitivo a gran cantidad de zumos. De todas formas, ¡cuidado! El zumo de jengibre es picante y muy aromático, por lo que debe usarse en cantidades reducidas hasta que uno se acostumbre a su intenso aroma.

Tal vez valga la pena empezar con una rodaja de medio centímetro de grosor. El jengibre combina bien con el zumo de zanahoria, de remolacha y con casi todos los de fruta.

Remolacha y hojas de remolacha

La remolacha, cultivada desde la época anterior al cristianismo, es una raíz que en otro tiempo tan sólo se usó por sus propiedades medicinales. Es originaria de la zona mediterránea y de allí pasó a Oriente Próximo. En el siglo IV dC., se encuentran recetas que contienen remolacha en Inglaterra, y a principios del siglo XIX, en Francia y Alemania, se cultivó dicha planta para extraer azúcar. En la actualidad, se cultivan diversas variedades. Entre ellas, citaremos la remolacha roja, conocida también como remolacha de huerta, y la remolacha azucarera. La remolacha azucarera, de color blanco, proporciona alrededor de una tercera parte de la producción de azúcar mundial. La remolacha de huerta presenta distintas tonalidades que van del morado rojizo oscuro al bermellón brillante y el blanco, aunque la variedad más comente es la roja. La mayor parte de remolacha que se comercializa en los EE.UU. procede de California, Nueva Jersey, Ohio y Tejas.

- **Temporada:** Encontramos remolacha roja todo el año, aunque sobre todo de mayo a octubre. Encontramos hojas de remolacha de marzo a octubre.
- **Selección:** Para zumo, se escogerán las remolachas de carne firme, bien conformadas, de tamaño mediano a grande. Su color debe ser pronunciado. Se desecharán las que presenten manchas, escamas o se vean fibrosas. En cuanto a las hojas, las que tengan nervadura fina, pues son más tiernas.
- **Preparación:** Tanto la raíz como las hojas son comestibles y producen un excelente zumo. Para extraer zumo de la remolacha, en primer lugar se lavarán las hojas y se frotará la raíz, se cortará ésta a trozos del tamaño del recipiente de la licuadora. Las pequeñas pueden introducirse en ésta sin cortar.
- **Zumo resultante:** Con dos remolachas de tamaño mediano (aproximadamente unos cinco centímetros de diámetro) se extraerá media taza de zumo. Un pequeño ramillete de hojas de remolacha producirá una cucharada de zumo.
- **Conservación:** Si se adquieren remolachas con sus hojas, se cortarán éstas y se utilizarán lo más pronto posible. Se guardarán las remolachas en lugar frío, envueltas en plástico y en el frigorífico hasta tres semanas o bien en un sótano, unos meses.
- **Utilización:** El zumo de remolacha es muy fuerte y debe utilizarse en pequeñas cantidades. Pueden mezclarse unos cien gramos de zumo de remolacha con zumo de zanahoria, manzana, lima o pepino. El zumo de zanahoria constituye asimismo un excelente colorante. Se extraerá el jugo de un trocito de remolacha y se añadirá a lo que se desee

que tenga un tinte espectacularmente rosado. Las hojas de la remolacha son muy nutritivas, pues contienen betacaroteno, calcio, magnesia, manganeso y hierro. A pesar de su sabor fuerte, el zumo de dos o tres manojos de hojas de remolacha combina con otros zumos.

Ruibarbo

El ruibarbo tiene el aspecto de un apio ancho y rojo. Se trata de una planta herbácea perenne que crece en las zonas templadas del norte. Es la más conocida de las plantas aromáticas, cuyas hojas contienen un líquido agrio en el que se encuentra ácido oxálico, un veneno utilizado como limpiador. Son de la misma familia que el ruibarbo algunas especies de acedera y el trigo sarraceno. El ruibarbo es originario del Tíbet y del norte de Asia, y llegó a Europa hacia el siglo XIV. Continúa siendo popular y económico en este continente, especialmente en Suiza, donde lo cultiva casi todo el mundo en su huerta. Normalmente se consume cocido o asado, con mucho azúcar, y en poquísimas ocasiones crudo. Suele presentarse cocido como acompañante o postre, y en Francia, se utiliza principalmente en mermeladas y compotas.

- **Temporada:** Puede adquirirse ruibarbo de enero a junio.
- **Selección:** Se escogerá preferentemente el que tenga los tallos crujientes, de un verde rojizo.
- **Preparación:** Se enjuagarán los brotes en agua fría comente. Hay que cortarle las hojas, pues contienen una sustancia venenosa.
- **Zumo resultante:** Con un troncho grande o dos medianos de ruibarbo se extraerá aproximadamente media taza de zumo.

- **Conservación:** Puede guardarse el ruibarbo unos cinco días en el frigorífico.
- **Utilización:** El zumo de ruibarbo es bastante amargo, si bien proporciona una bebida muy refrescante en combinación con zumo de manzana y fresa.

Sandía

La sandía es probablemente la fruta por excelencia, pues contiene un 92% de agua y se consume más cuando se tiene sed que cuando se tiene hambre. Procede de una planta herbácea anual de las cucurbitáceas, aunque a nivel botánico no tiene relación con el melón. Se cree que es originaria de África, donde se encuentra todavía en estado silvestre. Con los años, a base de trabajo, se ha conseguido mejorar su producción y resistencia a las enfermedades. Como resultado, ya no existen sandías como las anteriores a los años sesenta, en la actualidad, su carne en general es roja, aunque puede ser rosa, amarilla o blanca. Sus pepitas, que mucha gente come, pueden variar entre el negro, el marrón o una mezcla de ambos. La corteza, a veces conservada encurtida, por lo general es verde. La variedad más popular es grande, ovalada, de corteza jaspeada o a listas.

- **Temporada:** Pueden encontrarse sandías de mayo a setiembre, siendo sus meses álgidos de junio a agosto.
- **Selección:** Para zumo, se escogerá una sandía bien conformada, con la corteza dura, lisa y aterciopelada. Su carne tiene que ser consistente, jugosa, de bello color, y las pepitas, brillantes. Se buscará una sandía madura, que suene a hueco al golpearla con los dedos. Hay

que evitar adquirir las que tengan trozos terrosos, verdosos, blancos o blandos: los que hayan estado demasiado tiempo en contacto con el suelo. Tampoco hay que escoger las más brillantes.

- **Preparación:** Si la sandía es de cultivo biológico, únicamente hay que lavarla. Para extraer su zumo, se cortará en trozos que se adapten a la licuadora. La corteza de la sandía de cultivo biológico contiene gran cantidad de clorofila, excelente para la salud, lo que no altera el delicioso aroma de su zumo. Puede ponerse entera en la licuadora: ¡con corteza y semillas! De todas formas, si no es de cultivo biológico, habrá que quitarle la parte más externa de la corteza a fin de no consumir pesticidas.
- **Zumo resultante:** Con unos cuatrocientos gramos de sandía, se obtendrá aproximadamente una taza de zumo.
- **Conservación:** Pueden guardarse en el frigorífico más o menos una semana, cubriendo las superficies que han quedado al descubierto.
- **Utilización:** Puede tomarse el zumo de sandía sólo o con el de melón.

Tomate

Considerado en general como hortaliza por su utilización, el tomate es una fruta que puede entrar en la clasificación de las bayas. Pertenece a la familia de las solanáceas y es originario de la región andina de América del Sur. El primer país que lo cultivó fue Perú, en el siglo XVI los conquistadores portugueses y españoles lo llevaron a Inglaterra y a los Países Bajos. En primer lugar, tuvo gran aceptación como planta ornamental, muestra de afecto, y no se valoró como vegetal inocuo y como alimento hasta el siglo XIX. Existen en la actualidad numerosas variedades de tomate, entre las que se cuentan el pequeño tomate parecido a la cereza, el de la variedad pera y el grande y rojo.

- **Temporada:** Se encuentran tomates todo el año, aunque los principales meses son de mayo a setiembre.
- **Selección:** Para zumo, se utilizarán únicamente tomates de temporada, madurados en la planta, de la huerta particular o de la zona. Este tipo de tomates no pueden comprarse en un supermercado; los tomates procedentes de invernadero o cámaras frigoríficas producen en el cuerpo unos efectos totalmente contrario a los del tomate fresco. Al seleccionar el tomate, se escogerá el de carne firme, maciza, suave, que no tenga puntos deteriorados, rajas o un aspecto pocho. El color, forma y tamaño será distinto según la variedad, pero siempre tiene que pesar mucho en comparación con el tamaño, tener un aspecto de perfecto desarrollo y el color uniforme. No se elegirán los que tengan protuberancias en su pedúnculo, pues esto suele ser señal de que serán harinosos.
- **Preparación:** Simplemente hay que lavarlos. Para zumo, se cortarán en trozos adecuados a la licuadora. No hay que quitarles el pedúnculo.
- **Zumo resultante:** Con dos tomates grandes se obtendrá entre una taza y una taza y cuarto de zumo.
- **Conservación:** Los tomates maduros pueden guardarse una semana en el frigorífico.
- **Utilización:** El zumo de tomates frescos y maduros resulta delicioso solo o combinado con el de zanahoria, apio, pepino, pimiento rojo o col.

Uva

La uva es la «fruta» por excelencia. Es una de las más antiguas, pues se remonta a la época anterior a la aparición del hombre. Probablemente la que posee más variedades, entre 6.000 y 8.000 con nombre y descripción. Además, es una de las más abundantes, sobre todo en el Mediterráneo y Asia occidental, de donde procede, y en América del Norte, donde los primeros escandinavos que llegaron quisieron denominar al territorio país de las viñas, en honor a las que crecían allí en estado silvestre. En la actualidad se comercializan entre cuarenta y cincuenta variedades de uva. Se dividen en cuatro tipos: de vino, de mesa, de pasa y de zumo dulce.

- **Temporada:** Pueden encontrarse uvas desde finales de junio o julio hasta marzo, si bien la temporada álgida va de septiembre a noviembre. En primavera se encuentran las uvas de importación.

- **Selección:** Para zumo, se escogerán las uvas brillantes, compactas y sólidas. Se preferirán las que tengan un rojo o morado intenso o bien las verdes ligeramente amarillas. Los tallos tienen que ser verdes y sólidos. Se desecharán las uvas secas, de tonos marrones o negros con aspecto de muy manoseadas.

- **Preparación:** Para extraer zumo de las uvas, se tomará el racimo y se retirarán las deterioradas para enjuagar las que queden colgadas aún del racimo. No hay que extraerles las pepitas ni arrancarlas del tallo.

- **Zumo resultante:** Con unos cuatrocientos gramos de uva se obtendrá aproximadamente una taza de zumo.
- **Conservación:** Pueden guardarse en el frigorífico unos quince días, si bien cuanto antes se coman mejor conservarán su sabor.
- **Utilización:** El zumo de uva resulta riquísimo combinado con el de manzana, pera, fresa, limón o piña.

Zanahoria

La zanahoria es una hortaliza anual de la familia de las umbelíferas. Probablemente procede de la zanahoria silvestre y se cultiva como alimento desde el siglo XVI. Originaria de Europa, la zanahoria se utilizó como planta medicinal en tiempos de los griegos y los romanos. Hoy en día es muy apreciada por su elevado contenido en betacaroteno. Las zanahorias se clasifican según su color -rojo, amarillo o blanco- y tamaño -corto, mediano o largo-. Las zanahorias cultivadas biológicamente son especialmente dulces. Puesto que es un cultivo que no acarrea problemas, se produce en muchos países.

- **Temporada:** Pueden conseguirse zanahorias durante todo el año.
- **Selección:** Para zumo, se escogerán zanahorias grandes, sólidas, bien conformadas y con un bello color naranja. Si llevan unas hojas verdes en su extremo, sabremos que son muy frescas. Se evitará adquirir zanahorias rugosas, rotas o pálidas, que a menudo son menos dulces. Un tono verdoso en el extremo indica que la zanahoria se ha quemado al sol, y tiene un cierto sabor amargo. Tampoco es aconsejable adquirir zanahorias con una gran masa de hojas, señal de que la hortaliza tiene una base astillosa, así como las fláccidas, arrugadas, con motas verdes o bultos.

- **Preparación:** Cepillar la zanahoria con un cepillo, si es de cultivo biológico; de lo contrario, habrá que pelarla. Se cortará siempre su extremo superior; la parte verde de las zanahorias contiene sustancias tóxicas que las hacen incomestibles. Si se preparan para zumo, se cortarán por la mitad, de arriba abajo, para que se acoplen a la licuadora.
- **Zumo resultante:** Entre cinco y siete zanahorias medianas (unos cuatrocientos gramos) producirán aproximadamente una taza de zumo.
- **Conservación:** Guardar las zanahorias en una bolsa de plástico en la zona más húmeda del frigorífico. Pueden dejarse en el sótano unos cuantos meses.
- **Utilización:** El zumo de zanahoria es el preferido de todos. Resulta delicioso solo o combinado con zumo de apio, col, tomate, remolacha o verduras de hoja verde, en realidad con cualquier verdura u hortaliza. Confiere un gran aroma a las bebidas que combinan distintos vegetales. También combina a la perfección con manzana y piña. El zumo de zanahoria es un rico complemento para distintos tipos de pan.

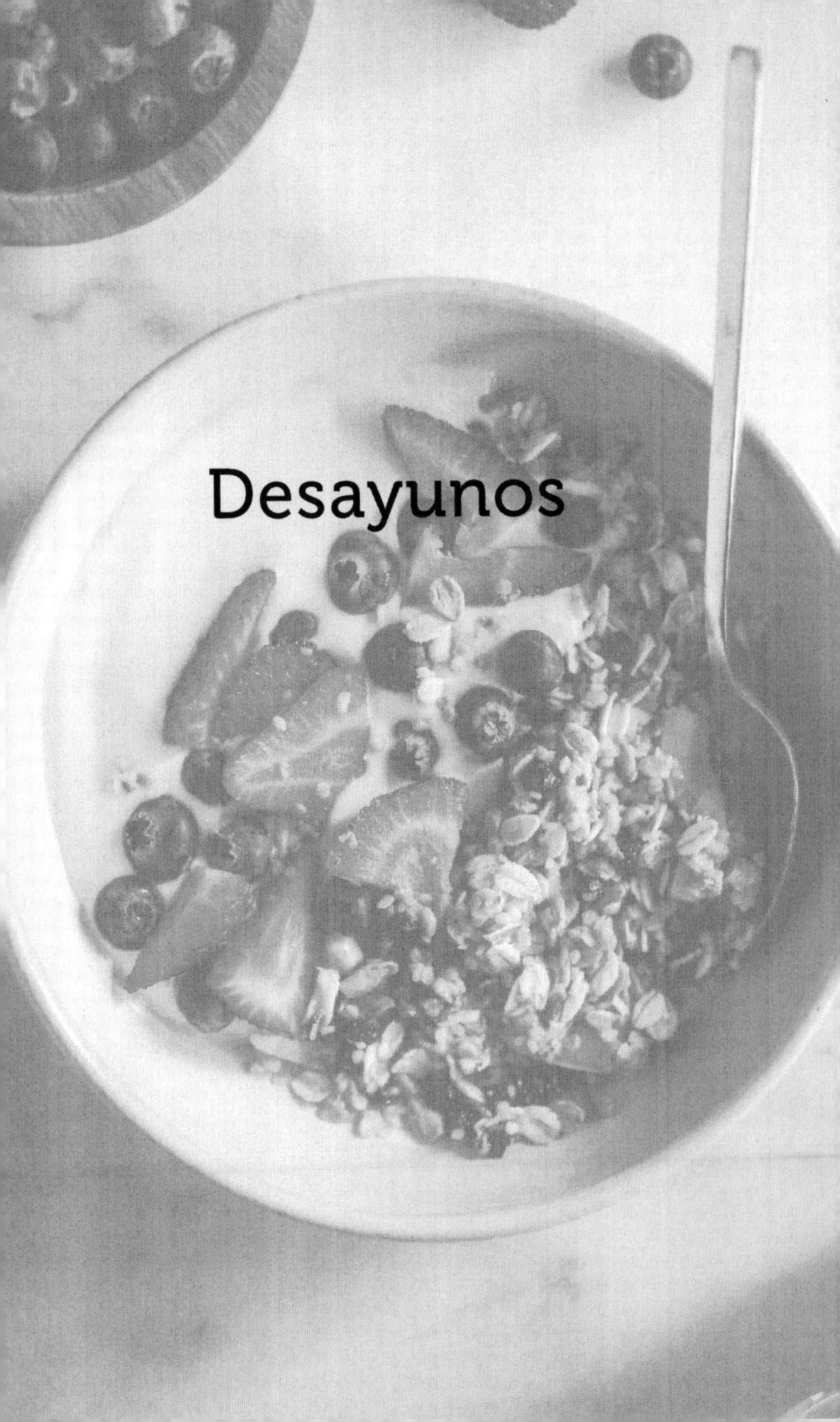

Desayunos

Resulta facilísimo añadir unos zumos a un desayuno sano. Un vaso de zumo recién exprimido antes de la primera comida constituye una forma excelente de iniciar el día. También podemos intentar sustituir la leche por zumo de fruta en nuestra receta favorita de bollos o crepes. Los zumos le añadirán aroma y dulzor sin cambiar su textura. Puede añadirse también zumo y pulpa a la receta particular de cada uno y muesli. No hay que olvidar los batidos. Con un batido de fruta fresca y una tostada integral untada con mantequilla de nueces tendremos un desayuno rápido y a la vez muy nutritivo.

Granola especiada con naranja

El cereal adquirido en la tienda se sonrojaría ante esta granola extraordinariamente saludable

1 naranja
1 limón
1 taza de salvado
½ taza de almendras crudas troceadas
2 cucharadas de canela
1 cucharadilla de jengibre
½ cucharadilla de nuez moscada
½ de taza de aceite de semillas
1 cucharada de extracto de vainilla
2 manzanas
8 tazas de copos de avena
1 taza de germen de trigo crudo
¼ de taza de pepitas de girasol crudas
¼ de taza de semillas de sésamo
1 cucharadilla de cardamomo
½ cucharadilla de coriandro
¼ de taza de miel
1 cucharadilla de extracto de almendras

- ❖ Pelar la naranja y cortarla en forma de gajos. Trocear la manzana y quitarle las pepitas. Cortar el limón a gajos. Licuar la naranja, la manzana y el limón y reservar su zumo.
- ❖ En un bol grande, mezclar la avena, el salvado, las especias y las semillas.
- ❖ Poner el zumo en un cazo mediano puesto a fuego lento, junto con la miel, el aceite, el extracto de vainilla y de almendra; moverlo bien y calentarlo.
- ❖ Colocar los ingredientes líquidos calientes con los secos y remover hasta que queden bien mezclados. Extender la mezcla formando una fina capa sobre la plancha.
- ❖ Colocarla en el horno hasta que esté dorada.
- ❖ Quitar la granola del horno y dejarla enfriar en la plancha.

➨ Resultan:	11 tazas
➨ Tiempo de preparación:	20 minutos
➨ Tiempo de cocción:	20-25 minutos

Muesli

7 manzanas medianas

¼, de taza de pasas

½ cucharadilla de canela

1 taza de copos de avena

¼ de taza de almendras (facultativo)

- Trocear las manzanas y quitarles el corazón. Licuarlas, reservando 2 ¼, tazas de zumo y ½ taza de pulpa. En un bol mediano, mezclar bien el zumo de manzana con la pulpa, la avena, las pasas, las almendras y la canela. Tapar el bol y ponerlo en el frigorífico. Dejar el muesli en remojo toda la noche.
- A la hora de servirlo, colocar una parte del muesli en un bol y añadirle bayas frescas y un poco de yogur descremado o de soja.

- Resultan: 3 ½ tazas
- Tiempo de preparación: 10 minutos
- Tiempo de enfriamiento: 1 noche

Muesli horas altas de la mañana

Una deliciosa variación del muesli

4 ½, manzanas medianas
1 taza de copos de avena
¼ de taza de ciruelas sin hueso
3-4 dátiles blandos, sin hueso
½ limón pequeño o 1, mediano
¼ de taza de copos de centeno
¼ de taza de nueces o pepitas de girasol (facultativo)

❖ Trocear la manzana y quitarle el corazón. Licuarla, reservando 1 y ½ tazas de zumo y toda la pulpa. Exprimir el limón reservando todo el zumo.

❖ En un multirrobot, mezclar los copos de avena, los de centeno, las ciruelas, las nueces o pepitas y los dátiles; trabajar la mezcla hasta que quede granulada. Colocarla en un bol grande.

❖ Quitar los trozos grandes de piel que hayan quedado en la pulpa de manzana y añadir la pulpa a la mezcla del bol. Añadir el zumo de manzana y el de limón y mezclar bien. Dejar reposar unos 10 minutos.

❖ Servir el muesli con fruta fresca, como fresas o melocotones, y con leche de soja.

- Resultan: 3 ½ tazas
- Tiempo de preparación: 15 minutos
- Tiempo de reposo: 10 minutos

Crepes de manzana y fresas

Manzanas, fresas y crepes...
¡Qué excelente combinación para iniciar el día!

1 manzana grande
¼ de taza de harina integral para repostería
1 huevo, ligeramente batido
1 taza de fresas
¾ de taza de harina de avena
1 cucharada de levadura en polvo
Aceite

❖ Trocear la manzana y quitarle el corazón. Quitar los capuchones de las fresas. Extraer el zumo de la manzana y las fresas, reservando ¾ de taza de zumo y ½ taza de pulpa. Si falta jugo, añadir más zumo de manzana.

❖ En un bol mediano, mezclar la harina de repostería, la de avena y la levadura. Añadir el huevo y mezclarlo todo. Añadir el zumo y la pulpa de la manzana y las fresas y moverlo hasta que la pasta quede suave. (Tiene que quedar más espesa que la de los crepes, a causa de la pulpa.)

❖ Calentar una cucharada sopera de aceite en una sartén a temperatura mediana. Cuando el aceite está caliente, echarle ¼ de taza de pasta, utilizando una espátula para extenderla y conseguir el grosor deseado. Añadir a la sartén todos los crepes que pueda contener: Freírlos hasta que estén dorados por un lado, unos 3 minutos, darles la vuelta y dejarlos unos 2 minutos por el otro. Repetir la operación con la pasta restante. Servir los crepes inmediatamente, junto con fresas frescas y o bien la salsa de fresa o con mermelada de fresa edulcorada con fruta.

- Resultan: 8 crepes
- Tiempo de preparación: 15 minutos
- Tiempo de cocción: 15 minutos

Crepes de naranja y canela con salsa de albaricoque y naranja

Estos crepes ligerísimos tienen
el delicado aroma y sabor de la naranja

Salsa de albaricoque y naranja

1 naranja grande

1 cucharadilla de bicarbonato

1 huevo, batido

2 cucharadas de aceite de semillas

Capa de fruta

1 taza de harina integral de repostería

½ cucharadilla de canela

½ taza de yogur descremado o de soja

Aceite

- ❖ Pelar la naranja y cortarla en forma de gajos. Exprimirla y reservar todo su zumo, así como una cucharada de la pulpa, quitándole las membranas fibrosas.
- ❖ En un bol mediano, mezclar la harina, el bicarbonato y la canela. En un bol pequeño, batir el huevo, el zumo y la pulpa de la naranja, el yogur y el aceite.
- ❖ Añadir los ingredientes líquidos a los sólidos y remover la mezcla hasta que esté ligada.
- ❖ Untar una plancha con una cucharada de aceite y ponerla a fuego mediano. Cuando se haya calentado el aceite, echar ½ taza de pasta a la plancha.
- ❖ Añadir todos los crepes que quepan en la plancha. Dejarlos cocer hasta que empiecen a burbujear; unos 5 minutos, darles la vuelta y dejar la otra cara unos 2-3 minutos en contacto con la plancha.

➡ Resultan:	8 crepes
➡ Tiempo de preparación:	15 minutos
➡ Tiempo de cocción:	20 minutos

Salsa de albaricoque y naranja

3 naranjas medianas

¼ de taza de agua

¼ de cucharadita de canela

12 mitades de albaricoque seco

1 cucharadita de jarabe de arroz moreno

- Pelar las naranjas y cortarlas en forma de gajos. Exprimirlas y reservar 1 y ½ tazas de zumo.
- En un cazo mediano, poner a hervir el zumo de naranja con los albaricoques. Rebajar el fuego y añadirle el agua, el jarabe y la canela. Cubrir el cazo y dejarlo a fuego lento hasta que se ablanden los albaricoques, unos 10 minutos.
- Mientras se hace la salsa, preparar la capa de fruta.
- Cuando los albaricoques están tiernos, echar la mezcla en una batidora hasta que quede fina. Si se nota demasiado espesa, añadirle un poco de agua. Colocar de nuevo la mezcla en el cazo y ponerlo al fuego.
- Reservar la salsa hasta que se hayan elaborado los crepes.

Resultan:	4 tazas
Tiempo de preparación:	35 minutos
Tiempo de cocción:	10 minutos

Capa de fruta

1 cucharada de mantequilla o de aceite de semillas

½ cucharadilla de extracto de vainilla

2 manzanas, a rodajas finas

2 cucharadillas de miel o jarabe de azúcar moreno

2 cucharadas de pacanas, troceadas

❖ En una sartén mediana, derretir la mantequilla o calentar el aceite a fuego suave. Añadirle la miel o el jarabe y el extracto de vainilla; dejarlo mezclar,

❖ Añadir las pacanas y las manzanas y avivar el fuego.

❖ Dar la vuelta a las pacanas y las manzanas hasta que estén tiernas, unos 2 minutos.

❖ Retirar la sartén del fuego y reservarla hasta que estén preparados los crepes y la salsa.

- Resulta: 1 taza
- Tiempo de preparación: 10 minutos

Cremas y patés

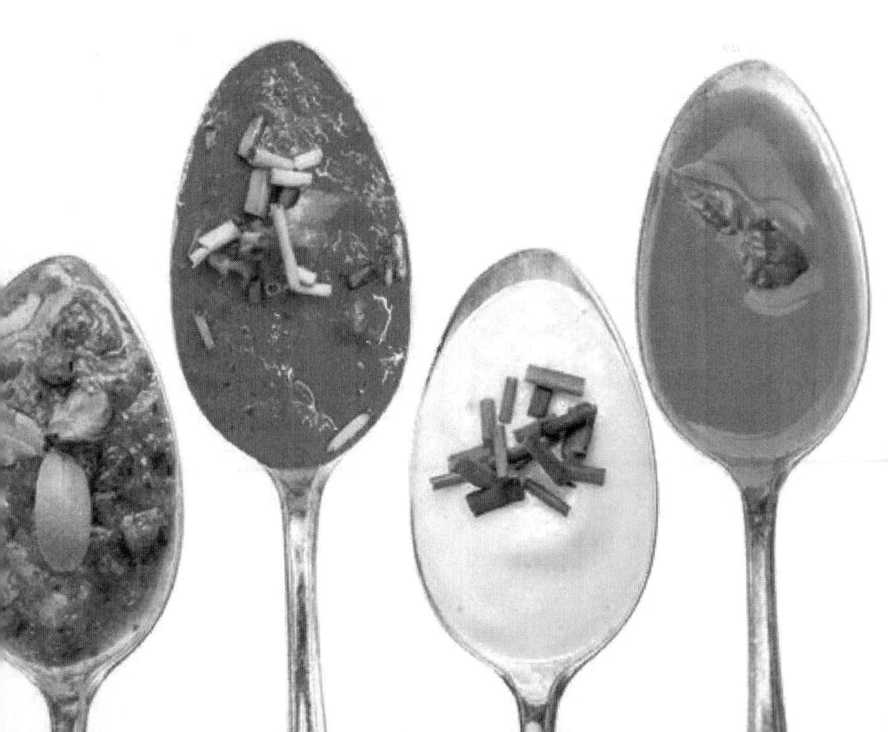

La licuadora constituye la ayuda perfecta para elaborar cremas y patés vegetarianos. El zumo y la pulpa nos servirán para crear un sinfín de cremas deliciosas para untar con pan y galletas. Pueden utilizarse todas ellas para preparar entremeses o magníficos sándwiches con lechuga, brotes germinados, tomate y mostaza.

Exceptuando la crema de tofu, todas estas recetas pueden guardarse aproximadamente una semana en el frigorífico.

La crema de tofu no se conservará más de un par de días. Si queremos conseguir una comida rápida, fácil de elaborar y realmente deliciosa, elaboraremos una sopa utilizando zumo fresco y la serviremos acompañada con pan de harina integral y un sano paté.

Paté de cebolla y champiñón

350 gramos de patatas (aproximadamente 2 pequeñas)
2 tazas de champiñones a láminas
1 cucharadilla estragón
¼ de taza de tamari
2 cucharadas de aceite de oliva
1 cebolla del país grande, picada
4 dientes de ajo, triturados
1 cucharadilla de tomillo
Una pizca de pimienta de cayena

- ❖ Precalentar el horno a 180 grados.
- ❖ Trocear las patatas, extraerles su zumo y reservarlo. Calentar el aceite en una sartén a fuego moderado. Añadirle la cebolla picada y dejarla hasta que quede tierna, unos 10 minutos.
- ❖ Seguidamente poner los champiñones en la sartén, el ajo, el estragón y el tomillo, que se frían hasta que estén hechos los champiñones, unos 10 minutos más.
- ❖ Colocar la mezcla frita en una picadora o batidora y batirla hasta que quede una pasta granulosa, unos 3 segundos. (Si se usa una picadora, se accionará dos veces.) Añadirle el tamari, la pimienta de cayena y el zumo de patata. (Si el almidón del zumo de patata ha hecho un pozo en el fondo del recipiente, agitar el zumo antes de pasarlo a la batidora o picadora.) Batir hasta que la mezcla sea homogénea. (No hace falta que la pasta de los ingredientes quede fina.)
- ❖ Colocar la mezcla en un recipiente para el horno de 20 x 20 cm, untado. Meterla en el horno, sin tapar; 30 minutos. El paté quedará consistente al enfriarse.
- ❖ Servirlo tibio, a temperatura ambiente o frío. Puede acompañar el pan o las galletas integrales.

➨ Resultan:	10-12 aperitivos o 4-6 sándwiches
➨ Tiempo de preparación:	25 minutos
➨ Tiempo de cocción:	30 minutos

Paté vegetal

Un paté realmente delicioso y vitamínico
para untar el pan o las galletas

400 g de patatas
1 ramillete (100 gramos) de espinacas
1 taza de pepitas de girasol
¼ de taza tamari
½ cucharadilla de orégano
Una pizca de pimienta de cayena
4 zanahorias medianas
3 hojas grandes de col
¼ de taza de harina de trigo integral para repostería de taza de levadura nutritiva
½ cucharadilla de salvia
5 dientes de ajo, triturados

❖ Trocear las patatas. Quitar las hojas de las zanahorias. Juntar las espinacas con las hojas de col y licuarlas junto con las patatas. Mezclar los zumos y pulpas de espinacas, col y patata en un bol grande. Licuar por separado las zanahorias suficientes para extraer ½ taza de zumo; añadir la ½ taza de zumo y toda la pulpa al bol.

❖ En una picadora, reducir a polvo las pepitas de girasol. Añadirlo al zumo combinado con la pulpa del bol, junto con la harina de repostería, la levadura, el tamari, la salvia, el orégano, el ajo y la pimienta de cayena; mezclar bien.

❖ Colocar la mezcla en un recipiente para el horno.

❖ Dejarla en el horno, sin tapar; hasta que al pinchar la masa con un palillo éste salga seco, unos 50 minutos. Dejar enfriar el paté unas 2 horas antes de servirlo.

- Resultan: 10-12 aperitivos o 4-6 sándwiches
- Tiempo de preparación: 30 minutos
- Tiempo de cocción: 50 minutos
- Tiempo de enfriamiento: 2 horas

Crema de zanahoria para sándwich

A los niños y los adultos les encantan
los sándwiches que hacemos con esta crema

- 4-5 zanahorias medianas
- 1 cucharadilla de miso blanco o amarillo
- 1 diente de ajo, triturado
- ⅓ de taza de tahini crudo
- 1 cucharada de semillas de apio
- 1 pizca de pimienta de cayena (facultativo)

❖ Quitar las hojas de las zanahorias. Licuar las zanahorias y reservar ⅔ de raza de su zumo y 1 taza de la pulpa.

❖ En un bol mediano, batir el zumo de zanahoria y el tahini hasta que la mezcla sea homogénea. Añadir la pulpa de zanahoria, el miso, las semillas de apio, el ajo y la pimienta de cayena y mezclarlo bien.

❖ Pasar la crema a un bol destinado a la mesa y servirla con pan o galletas integrales. Para obtener un delicioso sándwich, extender la crema sobre una tostada integral y adornarlo con lechuga.

- Resultan: 10-12 aperitivos o 4-5 sándwiches
- Tiempo de preparación: 15 minutos

Crema de tofu con plátano y nueces

Vale la pena introducir el tofu
en la dieta familiar con esta deliciosa crema

½ limón
1 plátano grande, aplastado
½ taza de crema de nueces (o bien de anacardo o girasol)
2 cucharadas de miso rojo o blanco
1 paquete (150 gramos) de tofu sedoso consistente
1 cucharada de edulcorante a base de frutas o jarabe de arroz moreno

- Cortar el limón en forma de gajos, licuarlo y reservar 2-3 cucharadas de zumo.
- En una batidora, mezclar el zumo de limón con el tofu y el plátano aplastado, la crema de nueces, el edulcorante o jarabe y el miso; mezclar hasta que quede una pasta suave y cremosa.
- Ponerla en frigorífico unos 45 minutos.
- Colocar la pasta en un bol listo para servir. Acompañarla con galletas, pan de pita o cualquier pan de semillas.

Resultan:	10-12 aperitivos o 4-6 sándwiches
Tiempo de preparación:	15 minutos
Tiempo de refrigeración:	45 minutos

Crema de tofu

Una crema con alto contenido proteínico y un rico aroma a nueces

3-4 zanahorias medianas
1 brote de apio, picado
¼ de taza de crema de cacahuetes o tahini
½ cucharadilla de semillas de apio
1 taza de tofu consistente aplastado
1 ¼ taza de pimiento rojo picado fino
2 cucharadas de tamari
1 cucharada de mostaza tipo Dijon
1-2 dientes de ajo, triturados

- Quitar las hojas de las zanahorias. Licuar las zanahorias y reservar una taza de pulpa.
- En el bol mediano, mezclar la pulpa de zanahoria con el tofu, el apio, el pimiento rojo, la crema de cacahuetes o tahini, el tamari, la mostaza, las semillas de apio y el ajo; mezclar bien.
- Colocar la crema en un bol preparado para sentir; adornado con lechuga, si se desea. Como guarnición pueden añadirse semillas germinadas. Acompaña el pan integral, las tostadas o sirve para elaborar sándwiches.

Resultan:	4-5 sándwiches
Tiempo de preparación:	15 minutos

Sopas

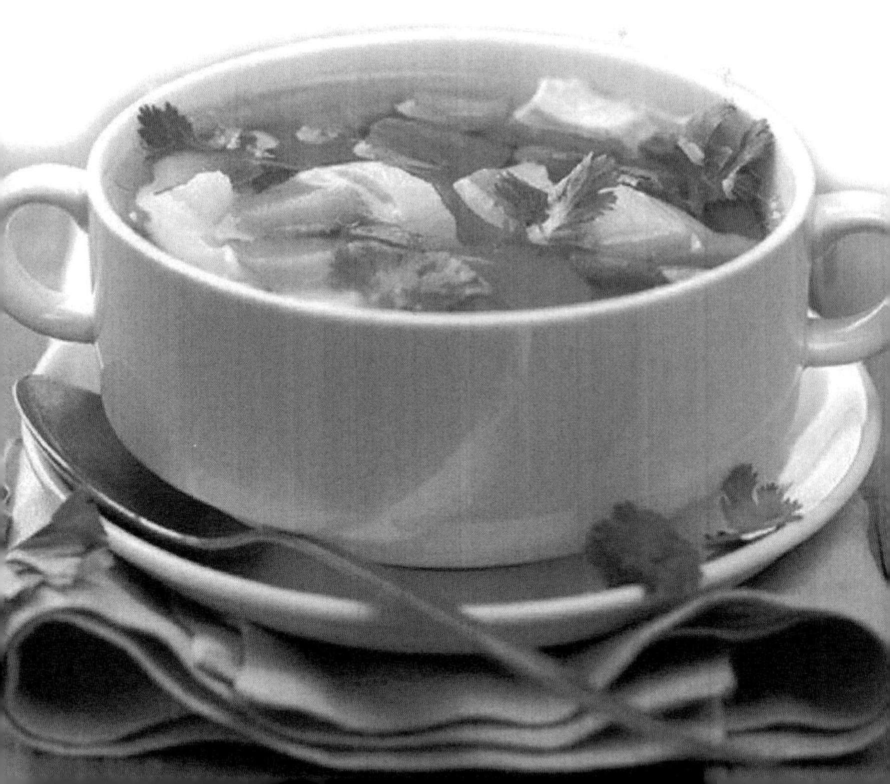

Se trata de unas sopas realmente especiales. Por una parte, están elaboradas a base de nutritivo zumo fresco, y además al final de la cocción se les añade de nuevo zumo para conservar siempre que sea posible sus apreciadas vitaminas. Con ello se obtienen extraordinarias sopas, ricas en aroma, de consistencia fresca y ligera. Tiene además un colorido excepcional gracias a los espectaculares pigmentos de los zumos. Servidas calientes o frías, las sopas elaboradas a base de zumo fresco serán la admiración de cualquier comida o cena festivas.

Sopa de miso

El zumo fresco, las verduras, las algas y el miso convierten esta sopa ligera en un alimento muy nutritivo

1 bok choy

½ taza de guisantes congelados

¼ de taza de miso de avena

3 tazas de agua de taza de wakame

2 cebolletas, picadas

1 cucharada de vinagre balsámico o zumo de limón

- ❖ Cortar a finas rodajas la parte verde de tres hojas grandes de bok choy y reservar una taza. Cortar el resto a trozos. Licuar la suficiente cantidad de bok choy para obtener dos tazas de zumo.
- ❖ En un cazo grande, poner el agua y el bok choy picado. Tapado, llevar a ebullición y reducir la temperatura dejando el cazo a fuego lento hasta que la verdura esté tierna.
- ❖ Lavar el wakame y añadirlo a la sopa. Dejar el cazo a fuego lento hasta que el wakame esté tierno, unos 5-10 minutos. Añadirle los guisantes congelados y las cebolletas y dejarlo 1 minuto más al fuego.
- ❖ Apagar el fuego y añadir el zumo de la verdura al cazo; moverlo.
- ❖ Utilizando una taza o un cucharón, extraer aproximadamente ¼ de taza del caldo de la sopa, que se echará en una taza grande o un bol pequeño. Añadir el miso a dicho caldo y mover hasta que éste se haya disuelto. Verter el miso disuelto al cazo, junto con el vinagre o el zumo de limón. Mover bien y servirla inmediatamente.
- ❖ Para recalentar la sopa, ponerla al fuego y retirarla antes de que hierva.

➡ Resultan:	6 raciones
➡ Tiempo de preparación:	30 minutos

Sopa rápida de zanahoria

Si disponemos de 20 minutos y de una ensalada verde, podemos elaborar una cena rápida y de un gran colorido

8-1 1 zanahorias medianas
1 taza de agua
1 taza de cebolla picada
2 cucharadas de miso blanco o amarillo
600 g de patatas (aproximadamente 4 medianas)
1 cucharadilla de albahaca
1 pizca de pimienta de cayena

- Quitar las hojas de las zanahorias, licuar las zanahorias y reservar 1 y ½ tazas de su zumo.
- Limpiar las patatas y cortarlas a dados. Colocarlas en una olla a presión con el agua, la cebolla y la albahaca. Dejar la olla al fuego hasta que el dispositivo superior empiece a rodar,: Quitar la olla del fuego, dejarla un par de minutos y enfriarla en el fregadero aplicándole agua corriente hasta que descienda la presión.
- Seguidamente, colocar la mitad de las patatas hervidas en una batidora o multirrobot. Añadirle ½ taza de zumo de zanahoria y seguir batiendo. Añadirle el miso y continuar hasta obtener una mezcla suave y cremosa.
- Echar la mezcla batida a la olla a presión, junto con el resto de patatas hervidas; mover bien. Añadirle el zumo de zanahoria restante y la pimienta de cayena y mezclarlo todo. Si hace falta, calentar de nuevo la sopa a fuego mediano sin parar de mover; no tiene que hervir. Servir la sopa inmediatamente.

Resultan:	4 raciones
Tiempo de preparación:	20 minutos

Sopa instantánea de tomate y hortalizas

¿Un día agitado? Probemos esta sopa rápida para una comida reconfortante

1 tomate grande
1 brote de apio
1 hoja de col, picada
Una pizca de sal marina
1 hoja de col mediana
1 diente de ajo
1 cucharada de tamari
Picatostes como guarnición

- Cortar el tomate en forma de gajos. Enrollar la hoja de col y licuarla junto con el tomate, el apio y el ajo. Reservar todo el zumo. En un cazo, mezclar el zumo anterior la col picada y el tamari; calentar ligeramente la mezcla. Añadirle la sal y mover: Probar la sopa y rectificar los condimentos.
- Servir la sopa caliente, adornada con picatostes.

- Resulta: 1 ración
- Tiempo de preparación: 10 minutos

Suprema de crema de tomate

Una sopa realmente exquisita y fácil de preparar

1 cucharada de aceite de oliva
1 pimiento verde, a dados
3 brotes de apio
1 cucharadilla de sal marina
1 taza de cebolla del país picada
5 tomates grandes maduros
½ taza de anacardos crudos
2 cucharadas de albahaca fresca

- ❖ Calentar el aceite en un cazo grande, de fondo grueso y dejarlo a fuego lento, añadiéndole la cebolla picada, que se mantendrá hasta que quede tierna, unos 10 minutos. Se le añade el pimiento verde a dados y se retira cuando sea tierno aunque crujiente.
- ❖ Mientras tanto, cortar los tomates en forma de gajos. Licuarlos y reservar todo el zumo y una taza de pulpa. Licuar el apio y juntar todo el zumo con el de tomate.
- ❖ En una batidora o multirrobot mezclar la pulpa del tomate, una taza de zumo de tomate y apio y el anacardo; batir a la máxima velocidad hasta que el anacardo quede reducido a polvo y la mezcla sea suave y cremosa. Verter la mezcla en el cazo con las hortalizas salteadas.
- ❖ Añadir el resto del zumo combinado al cazo, así como la sal.
- ❖ Dejarlo a fuego lento unos 3-4 minutos y añadirle la albahaca. Mover bien la sopa y servirla inmediatamente.

- Resultan: 6 raciones
- Tiempo de preparación: 25 minutos

Sopa San Patricio

Una bella y sabrosa sopa de un verde deslumbrante, elaborada con los tronchos sobrantes del brócoli

600 g de patatas (4 medianas, aproximadamente)
150 g de espinacas frescas
4 tronchos de brócoli, sin flor
1 cucharadilla de albahaca
1 taza de cebolla picada
1 taza de agua
3 brotes de apio
¼ de taza de miso blanco
Una pizca de pimienta de cayena

❖ Limpiar las patatas y trocearlas. Ponerlas en una cacerola grande, de fondo grueso, junto con la cebolla y el agua. Tapar la cacerola y llevar el agua a ebullición; bajar el fuego y mantener la cocción a fuego lento, moviendo de vez en cuando hasta que las patatas y la cebolla estén tiernas, unos 20-25 minutos.

❖ Entre tanto, formar un ramillete con las espinacas y licuarlas junto con el apio y el brócoli, reservando 1 y ½ tazas del zumo combinado. Si no se obtiene el suficiente, se le añadirá más apio o brócoli. Colocar las patatas y las cebollas cocidas en una batidora. Añadirle el agua de la cocción, si es que ha quedado, y un poco de zumo combinado; batir. Añadirle el miso y batir hasta formar una pasta fina y cremosa. (Será suficiente con accionar dos veces el aparato.)

❖ Colocar la mezcla batida en una cacerola grande y añadirle el zumo combinado restante; mover. Añadir la albahaca y la pimienta de cayena y mezclarlo bien. Si es preciso, calentar de nuevo la sopa al fuego lento sin dejar de remover; no tiene que hervir. Servir la sopa inmediatamente.

- Resultan: 6 raciones
- Tiempo de preparación: 20 minutos

Crema de verduras

Se elabora en tan solo 35 minutos y tiene el mismo sabor que si hubiera estado horas a fuego lento

1 tomate grande
4 brotes de apio
2 tazas de cebolla picada
4-6 dientes de ajo, picado
2 tazas de leche de soja
½ taza de harina de arroz integral
4 zanahorias grandes
1 cucharada de aceite de oliva
1 cucharadilla acedera
10-15 medios tomates secados al sol, a trocitos
½ cucharadilla de sal marina

- ❖ Cortar el tomate en forma de gajos.
- ❖ Licuar el tomate junto con las zanahorias y el apio, reservando 2 y ¼ tazas de la mezcla. Si no se obtiene el suficiente zumo, añadir zanahorias o apio.
- ❖ Calentar el aceite en una cacerola de fondo grueso a fuego lento, añadirle la cebolla, la acedera y el ajo y freírlo.
- ❖ En un cazo mediano de fondo grueso, mezclar los medios tomates secados al sol, la leche de soja y la harina de arroz integral. Llevar la mezcla a ebullición sin dejar de remover: Reducir el fuego, tapar el cazo y dejarlo a fuego lento.
- ❖ Añadir la mezcla de tomates secados al sol a la cebolla salteada y mover. Añadir paulatinamente el zumo mezclado, agitándolo con fuerza con una batidora manual, a fin de que la harina de maíz no haga grumos. Añadir la sal y mover: Puede servirse la sopa inmediatamente o bien llevarla a ebullición, reducir el fuego y dejarla 2-3 minutos antes de servirla.

➡ Resultan:	6 raciones
➡ Tiempo de preparación:	35 minutos

Sopa de verduras rápida individual

Preparar la cena para uno mismo no tiene que ser aburrido

½ pepino mediano

2 brotes de apio

2 cucharadas de hojas de nabo o de remolacha, picadas muy finas

1 cucharada de cebolleta muy picada, como guarnición

½ taza de espinacas

1 diente de ajo

1 pizca de sal marina o un poco de tamari

- ❖ Cortar el pepino a tiras. Formar un ramillete con las espinacas y licuarlas junto con el pepino, el apio y el ajo. Reservar dicho zumo.
- ❖ En un cazo, mezclar el zumo, las hojas de nabo o remolacha y la sal o el tamari; mover. Calentar ligeramente la masa.
- ❖ Colocar la sopa en una taza y servirla adornada con cebolleta.

➨ Resulta:	1 ración
➨ Tiempo de preparación:	10 minutos

Sopa de tomate con hortalizas y arroz

La sopa de lata no tiene ni punto de comparación con ésta

250-300 gramos de col

5-7 zanahorias medianas

1 taza de cebolla picada

1 taza de arroz integral hervido

1 cucharadilla de sal marina

3-6 tomates grandes

2 cucharadas de aceite de oliva

1 pimiento verde, a dados

¼ de taza de albahaca fresca muy picada

❖ Cortar la col a trozos. Cortar los tomates en forma de gajos. Quitar las hojas de las zanahorias. Licuar los trozos de col y reservar ½ taza de zumo. Licuar el suficiente tomate para obtener 3 tazas de zumo; reservar dichas tazas y toda su pulpa. Licuar las zanahorias y reservar una taza de zumo.

❖ Calentar el aceite en una cacerola grande, de fondo grueso, a fuego lento. Añadirle la cebolla picada y saltearla unos 5 minutos.

❖ Añadirle el pimiento verde a dados y mantenerlo en el fuego hasta que la cebolla y el pimiento estén tiernos.

❖ En una batidora, batir la pulpa del tomate con una taza de su zumo. Verter esta mezcla a la cacerola con las hortalizas salteadas. Reducir el fuego y añadirle el resto de zumo de tomate, de zanahoria, el de col, el arroz, la albahaca y la sal; mezclarlo todo bien

❖ Si la sopa no está lo suficientemente caliente, subir el fuego sin dejar de mover; no llevar a ebullición. La sopa que quede puede servirse volviéndola a calentar o muy fría.

- Resultan: 6 raciones
- Tiempo de preparación: 20 minutos

Sopa de lentejas rojas

Esta sopa de color rosado resulta muy rica y aromática

1 cucharada de aceite de oliva
1 taza de puerros, a dados
1 taza de lentejas rojas secas
1 lata (300 gramos) de pasta de tomate estilo italiano
4 tazas de espinacas picadas
1 taza de cebolla, a dados
2-3 dientes de ajo, triturados
7 tazas de agua
1 cubito de sopa vegetal
¼ de limón
Sal marina y pimienta, al gusto

- ❖ Calentar el aceite en una pequeña sartén a fuego lento. Añadirle la cebolla, el puerro y el ajo y saltearlo todo hasta que la cebolla quede transparente.
- ❖ Colocar las lentejas en un escurridor y enjuagarlas bien.
- ❖ En una olla, preparar las lentejas con 7 tazas de agua. Llevar el agua a ebullición y espumar las lentejas. Añadirle la pasta de tomate, el cubito y la cebolla, el puerro y el ajo que se han salteado. Reducir el fuego y mantener la olla a fuego lento unos 15 minutos.
- ❖ Mientras tanto, cortar el tomate en forma de gajos, licuarlos y reservar ½ taza de zumo. Exprimir el limón y reservar 1 cucharada de su zumo.
- ❖ Añadir las espinacas picadas a la olla, junto con el zumo del limón y del tomate, la sal y la pimienta; dejar hervir la sopa a fuego muy lento otros 10 minutos. Servirla inmediatamente.

Nota:

- ❖ Pueden sustituirse las lentejas rojas por las verdes, aunque éstas tardan más en cocerse.

➨ Resultan:	6 raciones
➨ Tiempo de preparación:	40 minutos

Sopa cremosa de patata

Esta sopa constituye una excelente base cremosa, sin producto lácteo, para cualquier crema. Si quiere obtenerse una preparación más espesa, puede reducirse la cantidad de agua

1 cucharada de aceite de oliva
1 taza de puerros picados
2 cubitos de caldo vegetal
5 tazas de patatas peladas, a dados
3 brotes grandes de apio
1 taza de cebolla picada
5 tazas de agua
1 cucharadilla de sal marina
2 patatas medianas
Cebolleta o perejil picados, como adorno

❖ Calentar el aceite en una olla grande, de fondo grueso, a fuego bajo. Añadirle la cebolla y el puerro picados y dejarlo hasta que la cebolla esté transparente.

❖ Añadir el agua, los cubitos, la sal y las patatas a dados. Llevar la mezcla a ebullición, reducir la temperatura y dejarlo a fuego lento hasta que las patatas estén hechas.

❖ Mientras tanto, cortar las 2 patatas medianas a trozos, licuarlas y reservar 1 taza de zumo. Licuar el apio y reservar ½ taza de su zumo.

❖ Colocar la mayor cantidad posible de mezcla de patata hervida en una batidora y batirla hasta que quede cremosa. Reservar la mezcla batida. Repetir la operación hasta que se haya batido toda la sopa.

❖ Colocar de nuevo la mezcla en la olla, añadirle los zumos de patata y apio y calentar de nuevo la sopa a fuego lento.

- Resultan: 6 raciones
- Tiempo de preparación: 45 minutos

Sopa de calabaza y manzana

Una sopa que contiene toda la riqueza de la cosecha otoñal

3 manzanas medianas
2 calabazas medianas (aproximadamente 800 gramos) partidas por la mitad, sin semillas
2 manzanas verdes, sin corazón ni piel, troceadas (aproximadamente 2 tazas)
½ cucharadilla de sal marina
Cebolleta fresca troceada o albahaca fresca picada, como adorno
½ limón
3 tazas de caldo vegetal (o 3 tazas de agua con 2 cubitos vegetales)
1 cebolla picada
2 cucharadillas de raíz de jengibre pelada y rallada
Yogur descremado o de soja, como adorno

- ❖ Trocear la manzana y quitarle las pepitas. Licuar la manzana y reservar 1 taza de zumo. Licuar el limón y reservar 1 cucharada de zumo.
- ❖ Colocar las medias calabazas boca abajo sobre una rejilla, que se colocará sobre una olla con agua hirviendo. La calabaza no debe tocar el agua. Tapar la olla y cocer las calabazas al vapor hasta que estén tiernas, unos 25 minutos. Enfriarlas ligeramente y seguidamente quitarles la pulpa.
- ❖ En un cazo, mezclar ¼ de taza de caldo vegetal con la manzana y la cebolla picadas; tapar el cazo y ponerlo a fuego lento unos 10 minutos. Añadirle el zumo de manzana, la pulpa de las calabazas, el resto de caldo vegetal, el jengibre y la sal; mover. Dejarlo a fuego lento, tapado, hasta que estén hechas la cebolla y las manzanas, unos 20 minutos.

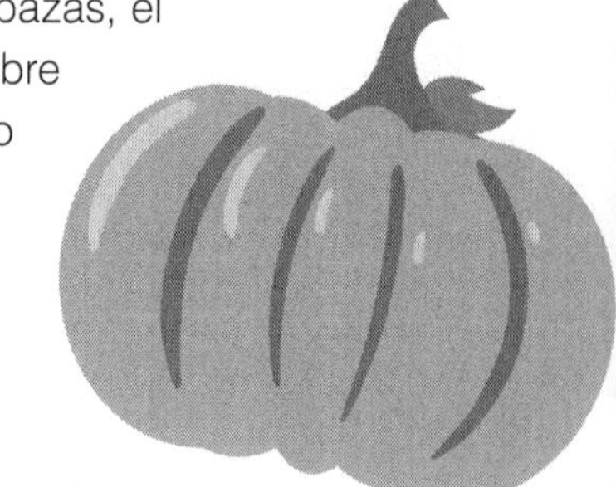

- ❖ En una batidora, elaborar un puré. Añadirlo al cazo y elevar ligeramente la temperatura. Añadirle el zumo de limón y mover. Probar la sopa y rectificar los condimentos.
- ❖ Para servirla, se colocará en bols y se presentará adornada con un poquito de yogur, cebolleta o albahaca.

➡ Resultan:	4-6 raciones
➡ Tiempo de preparación:	60 minutos

Sopa de zanahoria y aguacate

Una sopa bella y elegante con un sabor fabuloso

10-14 zanahorias medianas
1 cucharadilla de comino
2 cucharadas de aguacate troceado, como adorno
Quitar las hojas de las zanahorias, licuar las zanahorias y reservar

2 aguacates maduros
1 pizca de sal marina
2 cucharadas de cilantro fresco, picado, como adorno
2 tazas de su zumo

❖ Pelar los aguacates, quitarles el hueso y trocear su carne.

❖ En una batidora, mezclar el zumo de zanahoria, los trozos de aguacate y el comino; batir hasta que la mezcla esté cremosa. Añadir la sal y mezclarlo bien.

❖ Para servirla, colocar la sopa en 2 bols, adornándola con el aguacate troceado y el cilantro. Se acompañará con panecillos o galletas integrales.

- Resultan: 2 raciones
- Tiempo de preparación: 10 minutos

Crema fría de pepino

Cremosa y refrescante

1 ¼ pepinos grandes
9 brotes de apio
2 cucharadas de miso blanco
½ de cucharadilla de sal marina
3 chalotes, troceados
½ lima o ½ de limón
1 paquete (400 gramos) de tofu sedoso extra consistente
1 pepino rallado
2 cucharadas de eneldo fresco muy picado

❖ Dejar los pepinos, la lima o el limón y el apio en el frigorífico hasta que estén muy fríos. Cortar los pepinos a tiras y la lima o el limón a trozos en forma de gajos. Licuar la lima o el limón y reservar todo su zumo. Licuar el pepino y reservar 1 y ¼ tazas de zumo. Licuar el apio y reservar 1 y ½ tazas de zumo. Mezclar los zumos en un bol grande, que se dejará en el frigorífico hasta que se necesite.

❖ En una batidora, mezclar el tofu sedoso, el miso, la sal y 1 taza de mezcla e zumos; batir hasta que la mezcla sea suave y cremosa.

❖ Colocar la mezcla en el bol grande que contiene los demás zumos.

❖ Añadirle el pepino rallado, los chalotes picados y el eneldo picado; mezclarlo todo bien. Servir la sopa inmediatamente.

- Resultan: 4 raciones
- Tiempo de preparación: 15-20 minutos

Gazpacho hortelano

La clave para esta sopa es el frigorífico: lo más importante es que todos los ingredientes estén muy fríos antes de empezar a licuarlos

2-3 tomates grandes
10-14 zanahorias medianas
2 cucharadas de miso blanco o amarillo
2 chalotes, picados finos
1 de taza de hojas de albahaca (ligeramente aplastadas), muy picadas
½ limón
3 brotes grandes de apio
1 pepino, rallado
1 pimiento verde, picado fino
2 cucharadas de eneldo fresco muy picado

❖ Poner en el frigorífico los tomates, el limón, las zanahorias y el apio hasta que estén muy fríos. Cortar los tomates y el limón en forma de gajos. Quitar las hojas de las zanahorias. Licuar el tomate y reservar 1 y ½ , tazas de zumo y toda la pulpa. Licuar el limón y reservar todo el zumo. Licuar las zanahorias y reservar 2 tazas de zumo. Licuar el apio y reservar ½ taza de zumo. Colocar los zumos en el frigorífico hasta el momento en que haya que utilizarlos.

❖ En una batidora o picadora, mezclar el zumo de tomate, su pulpa y el miso; batir hasta que quede suave. Colocar la mezclar en un bol grande. Añadirle los zumos de limón y de apio, el pepino rallado, los chalotes, el pimiento verde, la albahaca y el eneldo; mezclar bien.

❖ Servir la sopa lo más pronto posible para aprovechar todo su aroma.

- Resultan: 6 raciones
- Tiempo de preparación: 20 minutos

Borsch

5-7 zanahorias medianas
1 rodaja de cebolla de 2 cm
250-300 gramos de col
2 tazas de agua
1 cucharadilla de sal marina
1 y ½, cucharadas de vinagre balsámico
Crema ácida de anacardo o yogur descremado o de soja, como guarnición
1 patata mediana
6 brotes grandes de apio
3 tazas de remolacha rallada
1 cucharadilla de estragón
3 hojas de laurel
1 cucharada de miel

- Quitar las hojas de las zanahorias. Trocear la patata. Licuar las zanahorias y reservar 1 taza de zumo. Licuar los trozos de patata y reservar ¼ taza de zumo. Licuar la cebolla y reservar ½ de taza de zumo. Licuar el apio y reservar 1 taza de zumo. Licuar la col y reservar taza de zumo.
- En una cacerola grande, mezclar el zumo de patata, el de cebolla, la remolacha, el agua, el estragón, la sal y las hojas de laurel.
- Tapar la cacerola y poner la mezcla a hervir. Reducir la temperatura y dejarlo a fuego lento, moviendo de vez en cuando, hasta que la remolacha esté tierna, unos 25 minutos.
- Apartar la cacerola del fuego y quitar las hojas de laurel. Añadirle el zumo de zanahoria, el de apio, el de col, el vinagre y la miel y mezclarlo todo bien. Enfriar la sopa 2-3 horas.
- Servir la sopa fría adornada con un poco de crema ácida de anacardo o bien con yogur descremado o de soja.

Resultan:	6-8 raciones
Tiempo de preparación:	40 minutos
Tiempo de refrigeración:	2-3 horas

Vichyssoise

2 pepinos
600 gramos de patatas (aproximadamente 6 pequeñas)
1 cucharadilla de sal marina
2 chalotes, picados de taza de perejil
5 brotes de apio
1 taza de agua
1 cucharadilla de acedera
1 taza de leche de soja

- ❖ Cortar los pepinos a tiras. Licuarlos junto con el apio y reservar el zumo combinado.
- ❖ Fregar las patatas y macerarlas. Colocar las patatas en un cazo con agua, acedera y sal. Tapar el cazo y llevarlo a ebullición. Mover las patatas, bajar la temperatura y cocerlas a fuego lento.
- ❖ Colocar la mitad de las patatas cocidas, junto con el agua de cocción restante, en una batidora. Añadirle la mitad del zumo combinado y batir hasta obtener una mezcla suave y cremosa. Si la pasta es demasiado espesa, se le añadirá un poco de leche de soja. Trasladar el puré a un bol grande. Batir el resto de patatas con lo que queda de zumo y añadir también este batido al bol.
- ❖ Añadir la leche de soja que queda a las patatas. Si la sopa es demasiado espesa, puede añadirse más leche de soja. Agregar los chalotes troceados y el perejil y mover: Poner el puré en el frigorífico para que se enfríe durante 1-2 horas.

- Resultan: 6 raciones
- Tiempo de preparación: 30 minutos
- Tiempo de refrigeración: 1-2 horas

Ensaladas

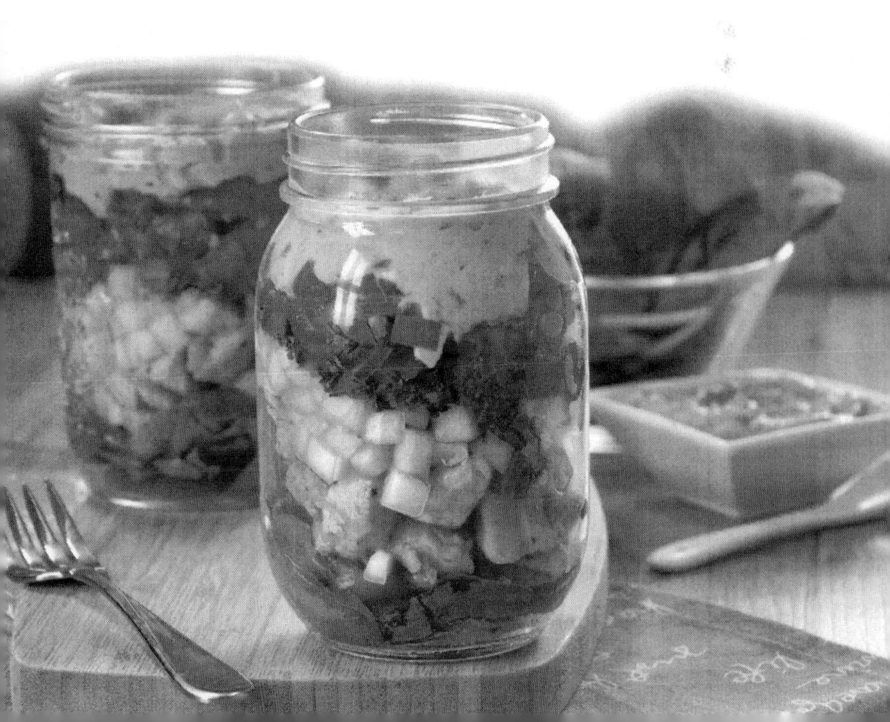

Las ensaladas de hortalizas con gelatina añaden un toque de gourmet a cualquier comida o cena. Nuestras recetas son sencillas, ligeras, y, al igual que otros alimentos elaborados con zumo, muy nutritivas.

El zumo recién exprimido confiere a nuestras ensaladas con gelatina también un delicioso e insospechado aroma. Cortaremos las ensaladas con gelatina en trozos cuadrados, las colocaremos sobre unas crujientes hojas de lechuga, las cubriremos con la salsa apropiada y las adornaremos con hierbas frescas. Una terrina o plato de bellos colores despertará incluso el paladar más apático.

Cuando se trabaja con agar-agar y zumos crudos, es mejor exprimir el jugo de los vegetales cuando están a temperatura ambiente. En cambio, cuando hay que poner al fuego el zumo de la receta, como en el caso del aspic de tomate con salsa de aguacate, la temperatura de los productos no tiene importancia.

La tabbula verde es riquísima. Se trata del tipo de receta que invita a la creatividad. La primera vez, la confeccionaremos siguiendo el libro, pero luego veremos si podemos mejorarla añadiéndole otros vegetales, como tomates miniatura, chalotes o tal vez garbanzos o guisantes.

Aspic de pepino

Refrescante, ya sea como entrante (aperitivo) o hacia el final de la comida (entre el plato fuerte y el postre)

2 pepinos grandes, a temperatura ambiente
1 limón pequeño
1 cucharada de caldo vegetal en polvo
½ cucharadilla de sal marina
2 chalotes, picados
1 brote de apio grande, a temperatura ambiente
1 taza de agua
2 cucharadas colmadas de copos de agar
1 pepino, rallado
1 y ½ cucharadas de eneldo fresco muy picado

❖ Cortar los pepinos a tiras y el limón en forma de gajos. Licuar el pepino y reservar 2 tazas de zumo. Licuar el limón y reservar todo el zumo. Licuar el apio y reservar ⅓ de taza de zumo. Mezclar los zumos en un bol grande y reservarlos.

❖ En un cazo mediano, juntar el agua y el polvo de caldo vegetal, los copos de agar y la sal. Poner la mezcla al fuego, llevarla a ebullición, tapar el cazo, bajar la temperatura y cocerla a fuego lento, moviendo de vez en cuando, hasta que los copos de agar se hayan disuelto del todo, unos 5-10 minutos.

❖ Añadir la mezcla de agar a la combinación de zumos y mover.

❖ Añadirle el pepino rallado, los chalotes picados y el eneldo picado y mover rápidamente. Luego verter la mezcla en un molde de 20 x 20 cm ligeramente untado y colocarlo en el frigorífico hasta que se haya solidificado, unas 3 horas.

❖ En el momento de servirlo, cortar el aspic en 9 trozos cuadrados.

❖ Adornar dichos cuadrados con un poco de salsa cremosa de curry y un brote de eneldo fresco.

- Resultan: 9 raciones
- Tiempo de preparación: 25 minutos
- Tiempo de refrigeración: 3 horas

Aspic de remolacha

La remolacha confiere a este aspic un brillante tono rojizo de vino

1 pepino grande
2 tazas de remolacha rallada
1 cucharada de estragón
3 hojas de laurel
1 cucharada de vinagre balsámico
1-2 brotes de apio
1 taza de agua
½ cucharada de sal marina
2 cucharadas rasas de copos de agar

- ❖ Cortar los pepinos a tiras, licuarlos y colocar el zumo en una taza.
- ❖ Licuar el apio y añadir su zumo al de pepino hasta llenar la taza anterior: Reservar dicha combinación.
- ❖ En un cazo grande mezclar la remolacha rallada, el agua, el estragón, la sal y las hojas de laurel. Tapar el cazo y llevar la mezcla a ebullición y luego mantener a fuego lento unos 10 minutos.
- ❖ Añadir los copos de agar a la mezcla de remolacha y seguir a fuego lento, moviendo de vez en cuando, hasta que la remolacha esté tierna y los copos se hayan disuelto por completo, unos 10 minutos más.
- ❖ Añadir el vinagre y el zumo combinado al cazo; mezclarlo bien.
- ❖ Quitar las hojas de laurel. Colocar la mezcla en un recipiente de 20 x 20 cm ligeramente untado y ponerlo en el frigorífico hasta que tenga consistencia, unas 3 horas.
- ❖ Para servirlo, cortar el aspic en 6 trozos cuadrados. Colocar cada uno de ellos sobre una hoja de lechuga y adornarlo con un poco de crema ácida de anacardo y cebolleta o eneldo fresco.

- Resultan: 6 raciones
- Tiempo de preparación: 30 minutos
- Tiempo de refrigeración: 3 horas

Aspic de tomate con salsa de aguacate

¡Jamás tuvo tanto sabor una ensalada de tomate!

4 tomates grandes
½ cucharadilla de semillas de apio
¼ de cucharadilla de orégano
1 pepino rallado
2 cucharadas rasas de copos de agar
½ cucharadilla de sal marina
1 cucharada de vinagre balsámico

Salsa

1 limón pequeño
¼ de cucharadilla de sal marina
2 aguacates pequeños

Para elaborar el aspic:

❖ Cortar los tomates en forma de gajos, licuarlos y reservar 2 ½ tazas de zumo.

❖ En un cazo grande, mezclar el zumo de tomate, los copos de agar; las semillas de apio, la sal y el orégano. Llevar la mezcla a ebullición, tapar el cazo, bajar la temperatura y mantener la mezcla a fuego lento, moviendo de vez en cuando, hasta que se hayan disuelto del todo los copos de agal; unos 5-10 minutos. Apartar la mezcla del fuego y dejarla reposar; sin tapar unos 10 minutos.

❖ Añadir el vinagre y el pepino al cazo y mezclar: Colocar la mezcla en un recipiente de 20 x 20 cm ligeramente untado y ponerlo en el frigorífico hasta que adquiera consistencia, unos 2-3 horas.

Para la salsa:

- ❖ Cortar los limones en forma de gajos, licuarlos y reservar todo el zumo.
- ❖ Pelar los aguacates, quitarles el hueso y trocear su carne.
- ❖ En una o batidora mezclar el zumo de limón, el aguacate y la sal; batir hasta obtener una pasta suave y cremosa.

Para preparar el plato:

- ❖ Cortar el aspic en 6 trozos cuadrados. Colocar cada uno de éstos sobre una hoja de lechuga y adornarlo con un poco de salsa o bien al lado o por encima. Para convertirlo en un buen aperitivo o una comida ligera, puede acompañarse el aspic con la tabbula verde.

➡ Resultan:	6 raciones
➡ Tiempo de preparación:	20 minutos
➡ Tiempo de refrigeración:	2-3 horas

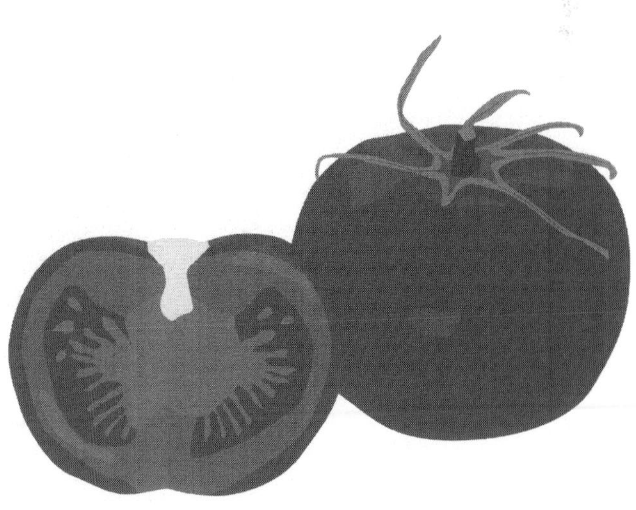

Ensalada de zanahoria con aliño de yogur, su pulpa y zumo

Nadie imaginaría que esta ensalada contiene pulpa de zanahoria, tan solo notamos su delicioso aroma y el rico sabor cremoso

3-4 zanahorias medianas

1 bol de lechuga

½ limón

2 cucharadas de yogur descremado o de soja

1 taza de zanahoria rallada

Aliño

2 cucharadas de mayonesa ligera

1 cucharada de jarabe de azúcar moreno

Para preparar la ensalada:

- Quitar las hojas de las zanahorias, licuar las zanahorias y reservar una taza de pulpa. Guardar asimismo 3 cucharadas de zumo para utilizarlas en el aliño.
- En un bol mediano, mezclar la zanahoria rallada con la pulpa de zanahoria. Revolver bien la mezcla.

Para el aliño:

- Cortar el limón en forma de gajos, licuarlo y reservar 2 cucharadas de zumo.
- En un bol pequeño, mezclar el zumo de limón, 3 cucharadas de zumo de zanahoria, la mayonesa, el yogur y el jarabe de azúcar:
- Batir la mezcla hasta que quede cremosa.
- Para preparar los platos:
- Mezclar la ensalada con la salsa. Llenar dos bols de lechuga y echarle la ensalada de zanahoria por encima. Servirlos adornados con un poco de yogur:

- Resultan: 2 raciones
- Tiempo de preparación: 15 minutos

Tabbula verde

Una versión de la ensalada tradicional de Oriente Medio, sin aceite y con alto contenido en clorofila, más sabrosa que la original

1 limón pequeño
5 brotes grandes de apio
1 y ¼ tazas de agua
2 tazas de perejil muy picado
2 dientes de ajo, triturados
Un puñado (100 g) de espinacas
1 y ½ tazas de cuscús integral
1 cucharadilla de sal
2 cucharadas de menta fresca muy picada

❖ Cortar el limón en forma de gajos, licuarlo y reservar 3 cucharadas de zumo. Licuar las espinacas y verter su zumo en una taza. Licuar el apio y añadir su zumo al de las espinacas hasta llenar la taza.

❖ Colocar el cuscús en un bol grande. En un bol pequeño, mezclar el zumo combinado, el agua y la sal. Verter la mezcla sobre el cuscús, tapar el bol y dejarlo reposar hasta que se haya absorbido todo el líquido, aproximadamente 1 hora.

❖ Esponjar el cuscús con un tenedor. Añadir el zumo de limón, el perejil, la menta y el ajo; mezclar bien. Colocar el bol en el frigorífico y enfriar la tabbula una hora. Servir frío.

- Resultan: 8-10 raciones
- Tiempo de preparación: 1 y ⅓ horas
- Tiempo de refrigeración: 1 hora

Gazpacho con tomate y lima marinados

Excelente guarnición para cualquier plato del suroeste o mexicano

2 tomates medianos, picados
1 pepino mediano, picado
½ taza de pimiento rojo, picado
2 dientes de ajo medianos muy triturados
½ taza de cebolla morada muy picada
½ taza de pimiento verde, picado
½ taza de cilantro fresco triturado

Para marinar

½ tomate grande
3 cucharadas de aceite de oliva
1 cucharadilla de tomillo
Sal marina y pimienta a gusto
½ lima mediana
2 cucharadas de vinagre de estragón
1 cucharadilla de orégano

Para elaborar la marinada:

❖ Cortar el tomate y la lima en forma de gajos. Licuar el tomate y reservar ½ de taza de zumo. Licuar la lima y reservar 3 cucharadas de zumo.
❖ En un bol pequeño, batir los zumos de tomate y lima con el aceite de oliva y el vinagre. Añadirle el tomillo, el orégano, la sal y la pimienta y batir de nuevo.

Para preparar el plato:

❖ Verter la marinada sobre la ensalada, cubrir el bol y enfriar totalmente la mezcla, un mínimo de 2-3 horas. Servir la ensalada sobre un fondo de hojas verdes.

- Resultan: 4 raciones
- Tiempo de preparación: 15 minutos
- Tiempo de refrigeración: 2-3 horas

Terrina vegetal

Plato inspirado en un aperitivo que se sirve
en los mejores restaurantes franceses

400 g de espárragos
1 taza de agua
½ cucharadilla de sal marina
1 lima mediana
400 g de zanahorias
2 cucharadas colmadas de copos de agar
1 pepino
3 tallos grandes de apio

- Cortar el extremo duro de cada espárrago y reservarlo para su posterior licuación. Colocar las partes tiernas de los espárragos en un recipiente para hervir al vapor que contenga un par de centímetros de agua hirviendo. Tapar el recipiente, dejarlo a fuego lento y hervir los espárragos al vapor hasta que queden tiernos, unos 3 minutos.
- Reservar los espárragos.
- Quitar las hojas de las zanahorias y cortar su carne a tiras.
- Hervirlas al vapor hasta que estén tiernas y reservarlas.
- En una cacerola, mezclar el agua, los copos de agar y la sal.
- Llevar la mezcla a ebullición, bajar la temperatura y dejar los copos de agar a fuego lento hasta que se hayan disuelto por completo, unos 10 minutos.
- Mientras se cuece la mezcla de agar cortar el pepino a tiras y la lima en forma de gajos. Licuar el pepino y la lima junto con los extremos duros de los espárragos y el apio, reservando 1 y ½ tazas del zumo combinado.
- Añadir dicho zumo a la mezcla de agar que está a fuego lento y apartar inmediatamente la cacerola del fuego; no debe hervir dicha combinación
- Colocar los espárragos y zanahorias hechos al vapor en un molde de 20 x 10 x 5 cm ligeramente untado. Verter con

cuidado la mezcla líquida por encima de dichas hortalizas. Dejar el molde en el frigorífico durante unas 3-4 horas.

❖ A la hora de servirlo, pasar cuidadosamente un cuchillo por los extremos del molde para soltar la mezcla. Dar la vuelta al molde y verter su contenido en un plato; debe hacerse con cuidado para que no se rompa el flan. Cortar el flan en 6 trozos (no demasiado finos, pues se desmenuzaría). Servir dichos trozos con salsa de pimiento dulce y picante.

- Resultan: 6 raciones
- Tiempo de preparación: 40 minutos
- Tiempo de refrigeración: 3-4 horas

Ensalada de naranja y almendras

5-6 tazas de ensalada

½ de taza de cebolleta muy picada

¼ de taza de almendra cortada a láminas

1 naranja, pelada y a diminutos trocitos

¼ de taza de queso Stilton o azul

Aliño

½ naranja mediana

½ cucharada de mejorana

½ cucharadilla de perifollo

½ de cucharadilla de sal marina

3 cucharadas de aceite de oliva

½ cucharadilla de tomillo

½ cucharadilla de estragón

1 diente de ajo, muy picado o aplastado

Para elaborar la ensalada:

- En un bol grande, mezclar la lechuga con los trocitos de naranja, la cebolla y el queso desmenuzado. Reservar.

Para elaborar el aliño:

- Pelar la naranja y cortarla en forma de gajos. Licuarla y reservar ¼ de taza de zumo.
- En un bol pequeño, mezclar el zumo de naranja con el aceite de oliva, la mejorana, e1 tomillo, el perifollo, el estragón, la sal y el ajo. Batir bien todos los ingredientes.

Para preparar el plato:

- Verter el aliño sobre la lechuga y darle la vuelta hasta que quede impregnada. Colocar la ensalada en el frigorífico para que se enfríe, unos 30 minutos. Servirla adornada con las láminas de almendra tostada.

- Resultan: 4 raciones
- Tiempo de preparación: 25 minutos
- Tiempo de refrigeración: 30 minutos

Ensalada Waldorf

Con esta receta pueden elaborarse gran cantidad de aliños. Se conserva en el frigorífico más de quince días.

2-3 manzanas, sin corazón, picadas
2-3 peras, sin corazón, picadas
4 brotes de apio, a dados
½ de taza de nueces, picadas
Pasas o grosellas, como adorno

Aliño

1 naranja
½ limón
1 paquete (400 g) de tofu sedoso consistente
½ taza de yogur descremado o de soja
1 cucharada de miso rojo o blanco
3 cucharadas de concentrado de fruta o jarabe de arroz moreno
Unos cuantos clavos, una pizca de canela, otra de nuez moscada y cardamomo
½ cucharadilla de raíz de jengibre rallada
½ de cucharadilla de extracto de vainilla

Para elaborar la ensalada:

- ❖ En un bol mediano, mezclar las manzanas, las peras, el apio y las nueces. Reservar el bol.

Para elaborar el aliño:

- ❖ Pelar la naranja y cortarla en forma de gajos. Cortar el limón en forma de gajos. Licuar la naranja y reservar todo el zumo. Licuar el limón y reservar dos cucharadas de zumo.
- ❖ En una batidora, mezclar los zumos de naranja y de limón, el tofu sedoso, el yogur y el concentrado de fruta o jarabe de arroz moreno, el miso, la raíz de jengibre, el extracto de vainilla, los clavos, lo canela, la nuez

moscada y el cardamomo; batir la mezcla hasta que quede suave y cremosa.

Para preparar el plato:

- ❖ Añadir el aliño suficiente para cubrir la ensalada; mezclar bien.
- ❖ Dejar la ensalada en el frigorífico para que se enfríe un mínimo de 30 minutos.
- ❖ Colocar la ensalada en cuatro platos. Adornar cada uno de ellos con pasas o grosellas. Dejarlos en el frigorífico hasta el momento de servirlos.

- Resultan: 4 platos / 2 tazas de aliño
- Tiempo de preparación: 20-25 minutos
- Tiempo de refrigeración: 30 minutos

Ensalada de zanahoria y col con salsa de yogur rosa

Una ensalada tan bella como deliciosa.
Sus variados colores resultan atractivos a la vista y
la pulpa de zanahoria le confiere la textura cremosa.

3-4 zanahorias medianas
1 taza de col lombarda a tiras
2 cucharadillas de eneldo
3 tazas de col verde a tiras
1 taza de cebolla morada picada

Aliño

½ limón
1 y ½ tazas de yogur descremado o de soja
1 cucharada de miel o jarabe de arroz moreno
1 trocito de remolacha, para dar color
½ taza de mayonesa ligera

Para elaborar la ensalada:

❖ Cortar las hojas de las zanahorias, licuar las zanahorias y reservar una taza de pulpa.
❖ En un bol grande, mezclar la pulpa de zanahoria, la col, la cebolla y el eneldo. Reservarlo.

Para elaborar el aliño:

❖ Cortar el limón en forma de gajos, licuarlos y reservar 2 cucharadas de zumo. Licuar la remolacha y añadir su zumo al del limón.
❖ En un bol pequeño, mezclar el zumo de limón y remolacha con el yogur: la mayonesa y la miel o jarabe de azúcar moreno hasta homogeneizar.

Para preparar el plato:

- ❖ Añadir el aliño de yogur a la ensalada y mezclar bien. Colocar la ensalada en el frigorífico para que se enfríe, unos 15-30 minutos.
- ❖ Servirla fría.
- ❖ Para conseguir una presentación espectacular, disponer las hojas exteriores previamente lavadas de la col lombarda en un bol de cristal. Colocar la ensalada sobre dichas hojas y adornarla con unos pensamientos u otras flores comestibles.
- ❖ Dicho aliño también tiene un sabor delicioso con macedonia.

➠ Resultan:	6 raciones
➠ Tiempo de preparación:	25-30 minutos
➠ Tiempo de refrigeración:	15-30 minutos

Macedonia sol de verano

Las semillas de girasol le dan un toque magnífico

½ taza de semillas de girasol	1 taza de agua
400 g de melocotón	½ limón
1 cucharadilla de extracto de vainilla	½ cucharadilla de vainilla
4 dátiles blandos sin hueso	4 melocotones pequeños
1 taza de fresas	1 taza de moras
1 plátano	Otras bayas, como adorno

- ❖ En un bol pequeño, mezclar las semillas de girasol con el agua. Dejarlas en remojo durante 6-8 horas.
- ❖ Quitar los huesos de los 400 g de melocotones y cortar su carne en forma de gajos. Cortar el limón en forma de gajos. Licuar la suficiente cantidad de melocotón para sacar media taza y dos cucharadas de zumo; reservar la media taza y las 2 cucharadas junto con toda la pulpa. Licuar el limón y reservar 1 y ½ cucharadas de zumo.
- ❖ Escurrir las semillas de girasol y luego pasarlas a la batidora. Añadirle el zumo de melocotón y de limón y accionar el aparato hasta obtener una pasta suave y cremosa. Añadirle la pulpa del melocotón, el extracto de vainilla, la canela y los dátiles y batir otra vez hasta que quede suave.
- ❖ En un bol de ensalada grande, mezclar los trozos de melocotón, las fresas y las moras. Un momento antes de servir la ensalada, pelar y cortar el plátano y añadirlo al bol. Mover el aliño y echarlo sobre la fruta, dándole la vuelta suavemente. Servir la ensalada adornada con otras bayas.

➡ Resultan:	4-6 raciones
➡ Tiempo de remojo:	6-8 horas
➡ Tiempo de preparación:	20 minutos

Ensalada de patata

Una ensalada de patatas cremosa sin mayonesa

800 g de patatas
1 rodaja de cebolla dulce de unos 2 cm
2 cucharadas de miso blanco o amarillo
2 brotes de apio, muy picado
1 lata (200 g) de aceitunas negras sin hueso, secas y cortadas
1 y ½ tazas de agua
1 limón pequeño
1 paquete (400 g) de tofu sedoso extra-consistente
1 pimiento verde, picado
½ de taza de perejil muy picado

❖ Fregar las patatas, cortarlas a dados y colocarlas en un cazo de fondo grueso, mediano, con agua. Tapar el cazo y llevar el agua a ebullición, reducir la temperatura y dejarlo a fuego lento.

❖ Entre tanto, cortar el limón en forma de gajos, licuarlo y reservar todo su zumo. Licuar la cebolla y reservar de taza de zumo. En una o batidora, mezclar el zumo de cebolla, el de limón, el tofu sedoso y el miso; accionar hasta que quede una pasta suave y cremosa. Colocar la mezcla en un bol grande.

❖ Escurrir las patatas cocidas y añadirlas a la mezcla del bol.

❖ Agregarle el apio, el pimiento, las aceitunas y el perejil y mezclarlo bien. Colocar la ensalada en el frigorífico aproximadamente 1 hora.

❖ Servir la ensalada sobre un fondo de lechuga crujiente.

- Resultan: 6-8 raciones
- Tiempo de preparación: 30 minutos
- Tiempo de refrigeración: 1 hora

Ensalada de pepino

1 limón pequeño
1 paquete (400 g) de tofu sedoso extra-consistente
3-4 pepinos medianos, a finas rodajas
3-4 chalotes, muy picados
4-5 brotes grandes de apio
1 cucharada de miso blanco o amarillo
½ de cucharadilla de sal marina
6 rábanos, a finas rodajas
¼ de taza de menta fresca muy picada

❖ Cortar el limón en forma de gajos, licuarlo y reservar todo su zumo.

❖ Licuar el apio y reservar ¾ de taza de zumo.

❖ En una batidora, mezclar el zumo de limón, el de apio, el tofu sedoso, el miso y la sal; batir hasta obtener una mezcla suave y cremosa. Colocar la mezcla en un bol de ensalada grande.

❖ Agregarle el pepino, el rábano, el chalote y la menta, y mezclarlo todo. Puede servirse la ensalada inmediatamente o, mucho mejor dejarla en el frigorífico para que se enfríe durante 1 hora.

❖ Con esta receta se obtiene una ensalada bastante copiosa, que puede reducirse a la mitad si se desea.

- Resultan: 8 raciones
- Tiempo de preparación: 20 minutos

Ensalada de manzana, nueces y col con cremoso aliño de zumo de manzana

Si disponemos de 30 minutos, elaboraremos una magnifica ensalada

½ cogollo de col lombarda mediana, a tiras
½ cogollo de col verde mediana, a tiras
1 manzana roja grande, sin corazón, picada
½ de taza de cebolla morada picada
½ taza de nueces troceadas y tostadas
2 cucharadas de queso azul o Stilton

Aliño

1 manzana mediana
½ limón
4 cucharadillas de mayonesa ligera
4 cucharadillas de yogur descremado o de soja
2 cucharadillas de jarabe de arroz

Para elaborar la ensalada:

❖ En un bol grande, mezclar la col lombarda y la verde, la manzana, la cebolla, las nueces y el queso. Reservar.

Para elaborar el aliño:

❖ Trocear la manzana y quitarle las pepitas. Cortar el limón en forma de gajos. Licuar la manzana y reservar de taza de zumo. Licuar el limón y reservar dos cucharadas de zumo.
❖ En un bol pequeño, mezclar los zumos de manzana y limón con la mayonesa, el yogur y el jarabe. Batir los ingredientes hasta formar la salsa.

Para preparar el plato:

❖ Verter el aliño sobre la mezcla de col y darle la vuelta hasta que quede impregnada. Dejar la ensalada en el frigorífico unos 15-30 minutos.

- Resultan: 4 raciones
- Tiempo de preparación: 30 minutos
- Tiempo de refrigeración: 15-30 minutos

Espinacas y lechuga con vinagreta de jengibre y melocotón

Una delicia de gourmet que provocará
el entusiasmo de los comensales

3 tazas de hojas de espinacas, finamente troceadas
2 cebolletas, finamente troceadas
½ taza de piñones, tostados, como adorno
2 tazas de hojas de cogollo de lechuga, finamente troceadas
½ melocotón, pelado, sin hueco, y cortado en 12 finas láminas, como adorno

Vinagreta

1 melocotón
1 rodaja de raíz de jengibre de 2 mm
2 cucharadas de vinagre de arroz
½ limón
¼ de taza de aceite de nuez o semillas

Para elaborar la ensalada:

❖ En un bol grande, mezclar las espinacas, la lechuga y la cebolla. Reservar.

Para elaborar la vinagreta:

❖ Quitar el hueso del melocotón y trocear su carne. Cortar el limón en forma de gajos. Licuar el melocotón con el jengibre y reservar el zumo. Licuar el limón y reservar 2 cucharadas de zumo.
❖ En un bol pequeño, mezclar el zumo de melocotón y jengibre, el del aceite de nuez y el vinagre; batir la mezcla.

Para preparar el plato:

❖ Verter la vinagreta por encima de la ensalada hasta que ésta quede impregnada. Colocar ¼ de mezcla en cada uno de los cuatro platos y adornar cada uno de ellos con 3 láminas de melocotón y de taza de piñones tostados. Dejar los platos en el frigorífico hasta que estén fríos, un mínimo de 30 minutos. Servir la ensalada fría.

- Resultan: 4 raciones
- Tiempo de preparación: 20 minutos
- Tiempo de refrigeración: 30 minutos

Guarniciones

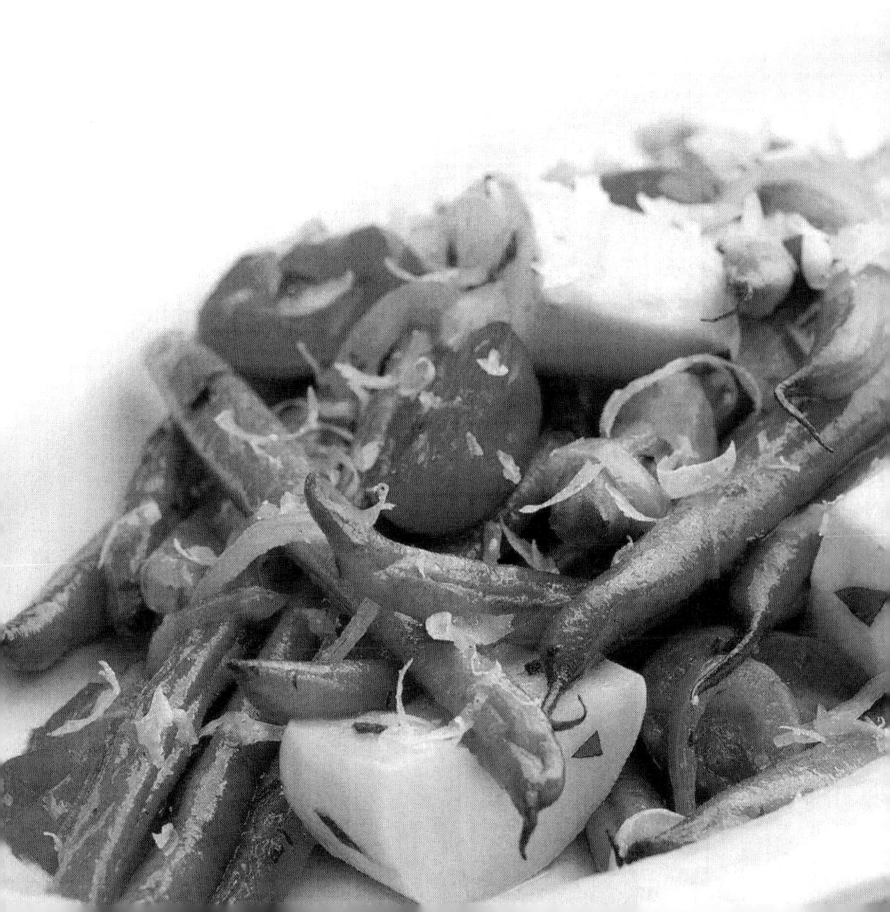

Se acabó el aburrimiento en los platos de verduras y cereales. Añadiéndoles zumo o pulpa, los platos a base de verduras y cereales pueden convertirse en algo espectacular. Uno de los últimos y magníficos descubrimientos que he hecho es el cuscús integral empapado de zumo vegetal. Constituye una base preciosa, de textura esponjosa para un guiso o revuelto, ¡sin tener que cocerlo!

Sorprendamos y deleitemos a amigos y familiares con las patatas naranja, las patatas rosas o las patatas verdes con hierbas. No hay que olvidar probar las gachas verdes; ¡el bocado más delicioso del mundo! Preparando la comida con zumo y pulpa, nuestros platos de verduras y cereales ya no serán meros acompañamientos; se convertirán en estrellas multicolores en nuestras comidas.

Zanahorias con naranja y jengibre

1 y ½ naranjas medianas
2 cucharadas de raíz de jengibre fresca, muy picada
3 tazas de zanahorias, a trozos de 2-3 cm
1 cucharada de miel
½ de taza de agua

- Pelar la naranja y cortarla en forma de gajos. Licuarla y reservar ¾ de taza de zumo.
- En un cazo mediano, juntar los trozos de zanahoria con el zumo de naranja. Agregarle el jengibre y la miel y moverlo bien. Añadir el agua necesaria y mover de nuevo. Llevar la mezcla a ebullición, reducir la temperatura, mantener el cazo a fuego lento hasta que las zanahorias estén hechas pero sigan algo crujientes, añadiéndole el resto del agua si hace falta. Colocar las zanahorias en un bol de servir y presentarlas inmediatamente.

- Resultan: 4 raciones
- Tiempo de preparación: 10-15 minutos

Brócoli a la crema

400 g de brócoli

½ cebolla del país, picada

2 dientes de ajo, picados

1 paquete (400 g) de tofu sedoso extra consistente

1 cucharada de aceite de oliva

1 cucharadilla de albahaca

3-5 cucharadas de agua

3 cucharadas de miso blanco o amarillo

1 pizca de pimienta de cayena

- Cortar las flores de los tronchos del brócoli y reservar.
- Licuar los tronchos, reservando todo su zumo.
- En una sartén grande, de fondo grueso, calentar el aceite a fuego lento. Añadirle la cebolla, la albahaca y el ajo y saltearlo hasta que la cebolla esté tierna, unos 5 minutos. Añadirle las flores del brócoli y mover: Agregar a la mezcla 3 cucharadas de agua y llevarla a ebullición. Tapar la sartén, reducir la temperatura y dejarla a fuego lento, moviendo de vez en cuando, hasta que el brócoli esté hecho, unos 8 minutos.
- Mientras tanto, en una batidora, mezclar el zumo de brócoli, el tofu sedoso, el miso y la pimienta de cayena; batir hasta que la mezcla quede suave y cremosa.
- Cuando el brócoli está hecho, verterle la salsa de tofu y mover.
- Si hay que volver a calentar la mezcla, se pondrá a fuego mediano, moviéndola; no tiene que hervir. Servir el brócoli inmediatamente, como guarnición o por encima de un plato de arroz, cuscús, mijo o pasta.

- Resultan: 4-6 raciones
- Tiempo de preparación: 20 minutos

Maíz cremoso y picante

Esta guarnición, cremosa, si bien sin contenido lácteo, nos pondrá algo de México en el plato

½ boniato mediano

3 tazas de granos de maíz dulce recién extraídos de la panocha

1 pimiento jalapeño, picado

¼ de cucharadita de sal marina

1 rodaja de cebolla dulce de 1 cm

½ taza de leche de soja

½ pimiento rojo mediano, a dados

1 cucharadilla de comino

- ❖ Trocear los boniatos, licuarlos y reservar 3 cucharadas del zumo.
- ❖ Licuar la cebolla y reservar 3 cucharadas del zumo.
- ❖ En un cazo grande, de fondo grueso, mezclar el zumo de cebolla, el maíz, la leche de soja, el pimiento rojo y el jalapeño, el comino y la sal. Llevar la mezcla a ebullición sin parar de mover: Tapar el cazo, reducir la temperatura y dejarlo a fuego lento, removiendo de vez en cuando la mezcla, harta que el maíz esté hecho, unos 3-5 minutos.
- ❖ Mover bien el zumo de boniato y añadirla al cazo. Dejarlo a fuego mediano hasta que la salsa espese, unos 1-2 minutos.
- ❖ Servir el maíz con mijo y alubias, acompañado con tomates cortados a láminas.

➨ Resultan:	4 raciones
➨ Tiempo de preparación:	15-20 minutos

Brócoli oriental

En este plato, el brócoli se hace a fuego lento en su propio jugo

400 gramos de brócoli

1 rodaja de cebolla de 2-3 cm

1 y ½ cucharada de tamari

1 cucharadilla de aceite de sésamo tostado

½ patata mediana

1 rodaja de raíz de jengibre fresca de 1-2 cm

- ❖ Separar las flores del brócoli de sus tronchos, cortarlas a trocitos y reservarlas para su posterior utilización. Licuar los tronchos, reservando todo el zumo (aproximadamente ½ taza). Cortar las patatas a trozos, licuarlos y reservar ½ taza de zumo. Licuar la cebolla y reservar ¼ de taza de zumo. Licuar la raíz de jengibre y reservar 1 cucharadilla de zumo.
- ❖ En un cazo grande, de fondo grueso, mezclar el zumo de brócoli, el de cebolla, el de jengibre, el tamari y el aceite. Agregarle las flores del brócoli, tapar el cazo y llevar la mezcla a ebullición. Bajar la temperatura y dejarla a fuego lento hasta que el brócoli esté hecho pero sea algo crujiente, unos 6 minutos.
- ❖ Mover el zumo de patata y añadirlo al cazo. Dejar que hierva de nuevo la mezcla, moviéndola suavemente.
- ❖ Servir el brócoli caliente, acompañado un plato de arroz integral o mijo. Resulta delicioso como acompañamiento de tofu o tempeh.

- Resultan: 2 raciones
- Tiempo de preparación: 15-20 minutos

Cazuela de calabaza

Una guarnición sencilla para un ventoso día de otoño

5-7 zanahorias medianas
½ taza de anacardos
½ cucharadilla de sal marina
1 calabaza grande o mediana
1 cucharadilla de estragón
3-4 dientes de ajo, picados

- Precalentar el horno a 180 grados.
- Quitar las hojas de las zanahorias, licuar las zanahorias y reservar 1 taza de zumo.
- Pelar la calabaza, cortarla por la mitad y quitarle las semillas.
- Cortarlo en dados de 1 cm y distribuirlos en el fondo de una cazuela de 1 litro de capacidad, untada.
- En una batidora, mezclar el zumo de zanahoria, los anacardos, el estragón, la sal y el ajo; accionar a la máxima potencia hasta que los anacardos queden reducidos a polvo y la mezcla sea suave y cremosa.
- Colocar la mezcla batida por encima de los trozos de calabaza en la cacerola dispuesta para ir al horno. Dejarla en éste hasta que se haya hecho la calabaza, unos 45 minutos. Mover la salsa un par de veces mientras está en el horno. Comprobar si está cocida, pinchándola con un tenedor o cuchillo.
- Servirla como guarnición con cereales, alubias, tofu o tempeh.

- Resultan: 6 raciones
- Tiempo de preparación: 20 minutos
- Tiempo de cocción: 45 minutos

Arroz aromático al horno

El zumo recién exprimido y las hierbas le confieren su gran aroma

2 pimientos verdes medianos
1 rodaja de cebolla dulce de 2-3 cm
1 cucharadilla de tomillo
½ cucharadilla de estragón
½ de cucharadita de sal marina
1 y ½ brotes de apio grandes
1 y ½ tazas de arroz integral de grano largo o basmati
3 hojas de laurel
2 tazas de agua hirviendo

- ❖ Precalentar el horno a 180 grados.
- ❖ Cortar los pimientos a cuartos y quitarles las semillas. Licuar dichos cuartos y reservar ½ taza de zumo. Licuar el apio y reservar ½ taza de zumo. Licuar la cebolla y reservar ¼ de taza de zumo.
- ❖ En un bol mediano, mezclar el arroz con el agua, que lo cubra.
- ❖ Con la mano, mover el arroz en el agua y posteriormente colarlo con el colador fino. Colocar el arroz en una cazuela de 1 litro de capacidad, untada.
- ❖ Añadirle el zumo de pimiento, el de apio, el de cebolla, el tomillo, el estragón y las hojas de laurel; mezclarlo bien. Agregar la sal al agua hirviendo y echar este agua sobre la mezcla de arroz. Mover bien la mezcla y tapar la cazuela.
- ❖ Ponerla en el horno, donde se dejará, sin volver a moverla, hasta que haya absorbido todo el líquido.
- ❖ Retirar la cacerola del horno y esponjar el arroz con un tenedor.
- ❖ Servir el arroz como guarnición o bien como base en un plato de verduras, tofu, tempeh o alubias.

- Resultan: 4-6 raciones
- Tiempo de preparación: 15 minutos
- Tiempo de cocción: 1 hora

Calabacín amarillo con tomate

Un plato fácil de elaborar y delicioso

2 tomates grandes
2 calabacines amarillos medianos, a rodajas
2 dientes de ajo, picados
1 y ½, cucharadas de miso blanco o amarillo

- Cortar los tomates en forma de gajos, licuarlos y reservar ½ taza de zumo y ¾ de taza de su pulpa.
- En una cacerola mediana, de fondo grueso, mezclar el zumo de tomate y el ajo; mezclar bien. Añadirle las rodajas de calabacín, tapar el recipiente y llevar el zumo a ebullición. Reducir la temperatura y dejarlo a fuego lento, moviendo de vez en cuando, hasta que el calabacín esté tierno, unos 3-5 minutos.
- En una batidora, batir ligeramente la pulpa de tomate y el miso. Añadir la mezclar batida al calabacín de la cacerola y mover bien. Calentarlo ligeramente y servirlo.

- Resultan: 4 raciones
- Tiempo de preparación: 20 minutos

Patatas naranja

Las siguientes recetas son una fantasía y no tendrían su maravilloso aspecto con la piel de la patata. Hagamos una concesión; se trata de unos preparados que, al tiempo que no engordan, contienen gran cantidad de vitaminas y minerales

2-3 zanahorias medianas

1 cucharadilla de páprika

1 cucharadilla de sal marina

800 gramos de patatas (aproximadamente 6 pequeñas), peladas y troceadas

❖ Quitar las hojas de las zanahorias, licuar las zanahorias y reservar ⅓ de taza de su zumo. En un cazo mediano, colocar las patatas troceadas cubiertas de agua. Llevarlas a ebullición, tapar el cazo, reducir la temperatura y mantenerlo a fuego lento hasta que las patatas estén tiernas, unos 20-25 minutos.

❖ Escurrir las patatas y hacer puré con ellas. Añadirle el zumo de zanahoria suficiente para que adquiera la consistencia desea y tiña la mezcla de un precioso color naranja pálido. Agregarle la páprika y la sal.

❖ Servir las patatas inmediatamente. Para conseguir un plato insuperable, servirla con salsa de champiñones, acompañadas con barra de espinacas.

- Resultan: 6 raciones
- Tiempo de preparación: 30-40 minutos

Patatas rosas

A los niños y a los jóvenes les encantarán estas patatas tan imaginativas, ¡sobre todo si se acompañan con salsa verde!

1 remolacha pequeña
¼ de taza de leche de soja
1 cucharadilla de estragón
800 gramos de patatas (aproximadamente 6 pequeñas) peladas y troceadas
1 cucharadilla de sal marina

- ❖ Trocear la remolacha, licuarla y reservar 3 cucharadas de zumo.
- ❖ En un cazo mediano, colocar las patatas y cubrirlas con agua.
- ❖ Llevarlas a ebullición, tapar el cazo, reducir la temperatura y mantenerlas a fuego lento hasta que estén tiernas, unos 20-25 minutos.
- ❖ Escurrir las patatas y hacer puré. Añadirle el zumo de remolacha y toda la leche de soja que haga falta para que tenga la consistencia deseada. Añadirle el estragón y la sal.
- ❖ Servir las patatas inmediatamente. Para conseguir una deliciosa combinación, pueden presentarse con la salsa verde.

➨ Resultan:	6 raciones
➨ Tiempo de preparación:	30-40 minutos

Patatas verdes con hierbas

Una forma de conseguir que los niños coman espinacas

2 ramilletes (200 gramos) de espinacas
2 cucharadas de cebolleta picada
2 cucharadas de eneldo picado
1 cucharadilla de sal marina
800 gramos de patatas (aproximadamente 6 pequeñas) peladas y troceadas
2 cucharadas de perejil picado

- Licuar las espinacas y reservar ⅓ de taza de zumo.
- En un cazo mediano, cubrir las patatas de agua. Llevarlas a ebullición, tapar el cazo, reducir la temperatura y dejarlas a fuego lento hasta que estén tiernas, unos 20-25 minutos.
- Escurrir las patatas y hacer puré. Añadirle el zumo de espinacas necesario para conseguir la consistencia deseada y teñir las patatas de un vistoso color verde. Agregarle la cebolleta, el perejil, el eneldo y la sal.
- Servir las patatas inmediatamente. Para conseguir un plato de lo más delicioso, se servirán con la salsa de crema vegetal.
- Para una fiesta infantil, elaboraremos platos de patatas naranja, rosa y verde y las mezclaremos en un gran bol.

- Resultan: 6 raciones
- Tiempo de preparación: 30-40 minutos

Cuscús de tomate

Sabroso y facilísimo

4 tomates grandes
10-12 mitades de tomates secados al sol, a trocitos
½ cucharadilla de sal marina
½ taza de agua
1 taza de cuscús de trigo integral
2 cucharadas de albahaca fresca muy picada
1 diente de ajo, triturado

❖ Cortar los tomates en forma de gajos, licuarlos y reservar 2 tazas de zumo.

❖ En un bol mediano, mezclar el cuscús, los tomates, la albahaca, la sal y el ajo; mezclar bien. Agregarle el zumo de tomate y al agua y mezclar de nuevo. Dejar reposar la mezcla hasta que el líquido haya quedado absorbido, unos 45-60 minutos. Esponjar el cuscús con un tenedor y servirlo, como guarnición con un plato de alubias o tofu.

Variación:

❖ Añadir ½ taza de aceitunas negras sin hueso, troceadas, junto con el tomate troceado.

- Resultan: 4 raciones
- Tiempo de preparación: 15 minutos
- Tiempo de remojo: 45-60 minutos

Cuscús de brillante colorido

Los dos colores de cuscús, naranja brillante y verde brillante, constituyen un sorprendente contraste al servirlos juntos

Cuscús naranja

5-7 zanahorias medianas

½ taza de agua

1 taza de cuscús de trigo integral

1 pizca de sal

Cuscús verde

1 taza de cuscús de trigo integral

1 pizca de sal

4 ramilletes (400 gramos) de espinacas

½ taza de agua

- Quitar las hojas de las zanahorias, licuar las zanahorias y reservar 1 taza de zumo. Licuar las espinacas y reservar 1 taza de zumo.
- Hay que mantener ambos zumos separados.
- Disponer de dos bols medianos y echar en cada uno de ellos 1 taza de cuscús. Añadir el zumo de zanahoria, el agua y la sal a uno de los bols y el de espinacas, el agua y la sal al otro. Mezclar los ingredientes de cada uno de ellos y dejarlos reposar hasta que el líquido haya quedado absorbido, unos 45-60 minutos. Esponjar el cuscús en cada bol con el tenedor.
- Servir el cuscús como fondo en un plato de verduras, tofu, tempeh o judías, o bien para el Estofado marroquí.
- Pueden utilizarse también los dos colores para elaborar una creativa ensalada tipo tabbula.

- Resultan: 6 raciones
- Tiempo de preparación: 15 minutos
- Tiempo de remojo: 45-60 minutos

Gachas verdes

1 ramillete (100 gramos) de espinacas
2 tazas de agua
1 cucharadilla de sal marina
3 brotes de apio
1 taza de harina de maíz

- ❖ Licuar las espinacas y colocar su zumo en una taza. Licuar el apio y añadir el suficiente zumo a la taza de espinacas hasta completarla.
- ❖ Si no se tiene el suficiente, puede añadirse apio.
- ❖ En un cazo mediano, de fondo grueso, mezclar el zumo de espinacas y apio, el agua, la harina de maíz y la sal. Llevar la mezcla a ebullición sin parar de remover: Tapar el cazo, reducir la temperatura y mantenerlo a fuego lento, moviendo de vez en cuando, hasta que la mezcla sea muy espesa, unos 20 minutos. Servir las gachas con una salsa de tomate o bien como fondo para un plato de verduras o estofado de alubias.

- Resultan: 4 raciones
- Tiempo de preparación: 30 minutos

Platos fuertes

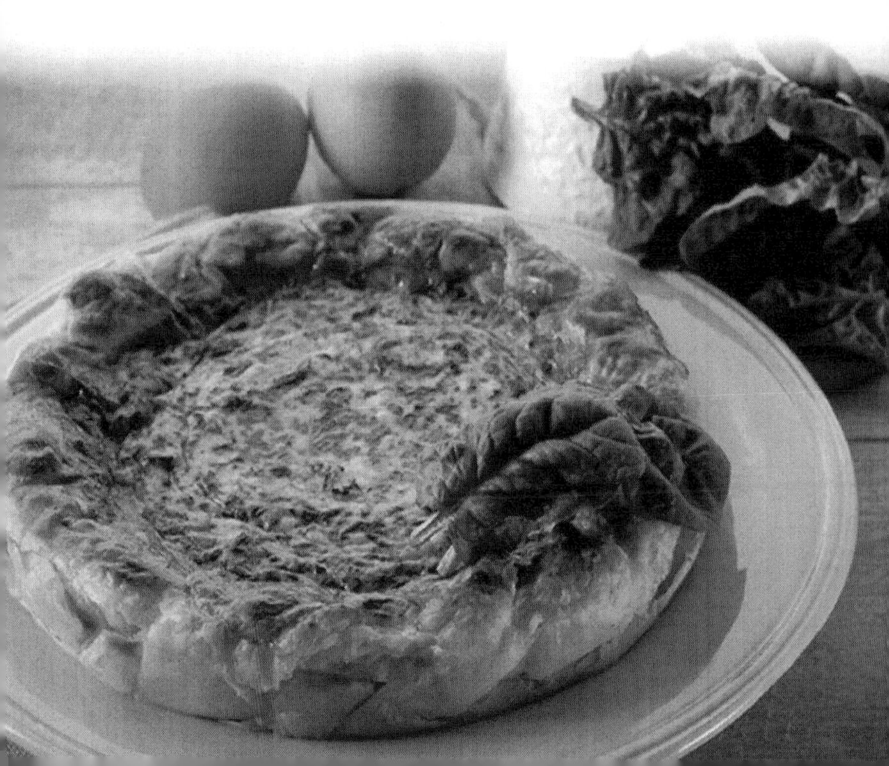

El zumo y la pulpa darán realce a los platos fuertes vegetarianos. En cuanto descubramos la utilidad de la pulpa de zanahoria para hamburguesas y barritas vegetales, nos encontraremos licuando las zanahorias tanto por su pulpa como por su zumo. Este apartado presenta una serie de nuevas recetas fáciles de elaborar que contienen zumo y pulpa para dar un gran realce a nuestras antiguas barritas, croquetas y hamburguesas de la cena.

Para conseguir una comida rápida, probaremos uno de nuestros platos de pasta. En menos de 30 minutos tendremos una cena atractiva a la vista, deliciosa y al mismo tiempo sana. Si disponemos de un poco más de tiempo, elaboraremos un apetitoso estofado a fuego lento con zumo vegetal. Coincidiremos que su aroma no tiene punto de comparación. ¿Y si nos pusiéramos manos a la obra abordando una quiche cremosa, sin huevos, sobre un fondo crujiente a base de harina integral?

El zumo y la pulpa recién exprimidos añadirán una nueva dimensión, sabrosa y sana, a nuestros platos fuertes, lo mismo que a las guarniciones y otras recetas. Ahora bien, no hace falta un acto de fe, es preferible probar uno mismo las recetas alimenticias y satisfactorias.

¡No nos arrepentiremos de ello!

Espaguetis con salsa de tomate

Disfrutemos con esta variación de un plato clásico

2 tomates grandes
2 cebollas amarillas, grandes, picadas
2 dientes grandes de ajo, picados
4 cucharadillas de orégano
2 cucharadillas de miel o jarabe de arroz moreno
2 cucharadas de aceite de oliva
1 taza de pimiento verde, picado
8 tazas de tomate picado
2 cucharadillas de albahaca
1 cucharadilla de sal marina
1 paquete (400 gramos) de espaguetis de harina de trigo integral

❖ En una cacerola grande, poner agua para hervir la pasta. Cortar los tomates en forma de gajo, licuarlos y reservar una taza de zumo.

❖ En una cacerola mediana, de fondo grueso, calentar el aceite a baja temperatura. Echarle la cebolla, el pimiento verde y el ajo y saltear la mezcla hasta que la cebolla quede transparente, unos 5 minutos. Añadirle el zumo de tomate, el tomate troceado, el orégano, la albahaca, la miel o el jarabe, la sal y mover. Tapar la cacerola, reducir la temperatura y dejarlo 20 minutos a fuego lento.

❖ Apartar la cacerola del fuego y verter la mezcla en una batidora. Reducir la mezcla a puré, pasarla de nuevo a la cacerola y rectificar los condimentos. Llevarla a ebullición. Reducir la temperatura y dejarla a fuego lento, sin tapa; hasta que haya espesado la salsa, unos 10 minutos.

❖ Mientras tanto, hervir la pasta.

❖ Dividir la pasta en 4 raciones y colocar sobre cada uno de los platos ¼ de la salsa.

- Resultan: 4 raciones
- Tiempo de preparación: 40 minutos

Albóndigas vegetarianas

Unas "albóndigas» tan deliciosas como nutritivas

6-8 zanahorias
1 taza de cebolla picada
1 y ½ tazas de agua
1 cucharada de tamari
1 ½ tazas de PVT (proteína vegetal texturizada)
3 cebolletas, muy picadas
Aceite de oliva
1 cucharada de aceite de oliva
1 taza de calabacín muy picada
1 cubito de caldo vegetal
2 cucharadillas de curry en polvo
1 y ½ tazas de pepitas de girasol, muy picadas
½ cucharadilla de sal marina

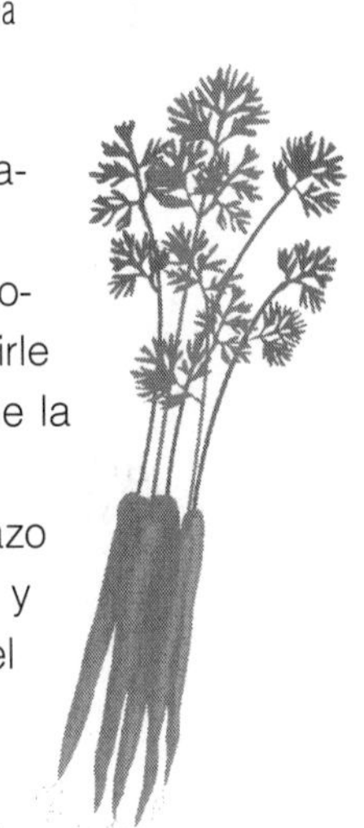

❖ Quitar las hojas de las zanahorias, licuar las zanahorias y reservar 2 tazas de pulpa.

❖ En una sartén grande, calentar a temperatura moderada 1 cucharada de aceite de oliva. Añadirle la cebolleta y el calabacín y saltearlo hasta que la cebolla quede transparente, unos 5 minutos.

❖ En un cazo pequeño, hervir el agua. Retirar el cazo del fuego y añadirle el cubito vegetal, el tamari y el curri en polvo. En cuanto se haya disuelto el cubito, mover bien el caldo.

❖ En un bol grande, mezclar el caldo caliente con la PVT. Dejar reposar la mezcla hasta que se haya hidratado la PVT; unos 10 minutos.

❖ Agregarle la pulpa de zanahoria y las pepitas de girasol y mezclar bien con las manos o una cuchara. Añadirle las hortalizas salteadas y la cebolleta y mezclar de nuevo. Ponerle la sal.

❖ Extraer un poquitín de la mezcla y formar una bola de un par de centímetros de diámetro. Repetir la operación hasta acabar la pasta.

❖ En una sartén grande, poner el aceite restante para cubrir su fondo. Echar las albóndigas y freírlas a fuego lento, dándoles la vuelta para que no se peguen, hasta que estén doradas por ambos lados, unos 10-15 minutos. Quitarlas de la sartén con una espumadera y servirlas, si se desea, con los espaguetis con salsa de tomate.

Variaciones:

❖ Para elaborar hamburguesas vegetarianas, aplanar las albóndigas y freírlas, que queden doradas por ambos lados. Servirlas con panecillos integrales y guarnición.
❖ Añadir ¼ de taza de castañas de agua, muy picadas, pimiento verde o apio y saltearlo con la cebolla y el calabacín.

- Resultan: 12-15 albóndigas pequeñas
- Tiempo de preparación: 20-30 minutos
- Tiempo de cocción: 10-15 minutos

Croquetas de tempeh al curry

Pueden probarse con chutney de piña

3-4 zanahorias medianas	½ limón
1 paquete (250 gramos) de tempeh	½ de cebolla muy picada
2 cucharadas de tamari	⅓ de taza de tahini
¼ de cucharadilla de cúrcuma	½ cucharadilia de curry en polvo
Aceite	¼ de cucharadilla de mostaza en polvo

- Quitar las hojas de las zanahorias. Cortar el limón en gajos.
- Licuar las zanahorias y reservar 1 taza de pulpa. Licuar el limón y reservar 2 cucharadas de zumo.
- Cortar el tempeh a dados (1-2 cm). Colocar los dados en un recipiente para hervir al vapor con un par de centímetros de agua hirviendo. Tapar el recipiente, reducir la temperatura y cocer el tempeh unos 10 minutos al vapor.
- En un bol grande, mezclar los dados de tempeh cocidos con la pulpa de la zanahoria, el zumo de limón, la cebolla, el tahini, el tamari, el curry en polvo, la cúrcuma y la mostaza en polvo. Mezclarlo bien y aplastar los dados de tempeh con un tenedor. Formar con la pasta 12 pequeñas croquetas.
- En una sartén grande con el fondo cubierto de aceite freír las croquetas a fuego lento hasta que estén doradas, unos 5 minutos; darles la vuelta y dorarlas por el otro lado.
- Pueden acompañarse con arroz basmati integral y ensalada o verduras al vapor.

Resultan:	12 croquetas
Tiempo de preparación:	20 minutos
Tiempo de cocción:	20 minutos

Pasta de harina de trigo integral para tarta

La base para todo tipo de tartas que nunca fallan

1 taza de harina de trigo integral para repostería
¼ de taza de aceite
3 cucharadas de agua caliente

- Poner la harina en un bol mediano. Echar el aceite y el agua en un bol pequeño, sin mezclarlos. Verter lentamente el aceite y el agua en el bol mediano, por encima de la harina, mezclándolo al mismo tiempo con un tenedor. Mover los ingredientes hasta formar una pasta homogénea, sin batirlos.
- Colocar la pasta entre dos láminas de papel encerado y extenderla.
- (Para que el papel no resbale en la mesa o superficie de trabajo, salpicarla con agua antes de colocar el papel.) Desprender el papel pegado a la parte superior de la pasta y seguidamente coger con los dedos el papel inferior junto con la pasta y darle la vuelta, depositando ésta en un molde para tartas y apartando el papel.
- Acanalar los extremos de la pasta y añadirle el relleno deseado.
- Meter en el horno siguiendo las instrucciones de la receta con el relleno elegido.

- Resulta: una base para tarta de 22 cm
- Tiempo de preparación: 15 minutos
- Tiempo de cocción: véase receta con relleno
- Tiempo de enfriamiento: véase receta con relleno

Hamburguesas de lentejas

Hamburguesas vegetarianas con apetitoso aroma y agradable textura

2 tomates medianos
1 taza de lentejas cocidas, escurridas
⅓ de taza de cebolla muy picada
2 cucharadas de mantequilla de cacahuete
½ cucharadilla de salvia
1 diente de ajo, triturado
2-3 zanahorias medianas
½ taza de PVT (proteína vegetal texturizada)
2 cucharadas de tamari
½ de cucharadilla de semillas de apio
Aceite

- Cortar los tomates en forma de gajos.
- Licuar los tomates y reservar ⅓ de taza de la pulpa. Licuar las zanahorias y reservar ⅔ de taza de la pulpa.
- En un bol grande, aplastar las lentejas con un tenedor (no hay que convertirlas en puré, tan solo chafarlas). Añadir la pulpa de tomate, la de zanahoria, la PVT, las cebollas, la mantequilla de cacahuete, el tamari, la salvia, las semillas de apio y el ajo; mezclarlo todo bien, utilizando las manos si es preciso, y dejar reposar la pasta hasta que se haya hidratado la PVT: unos 5-10 minutos. Formar con la pasta 8 pequeñas empanadillas.
- En una sartén grande con la base cubierta de aceite se colocarán las empanadillas que quepan, friéndolas a fuego lento hasta que su parte inferior esté dorada, unos 5 minutos. Darles la vuelta y freírlas por el otro lado hasta que se doren, otros 5 minutos.
- Servir las hamburguesas con salsa de tomate o sobre panecillos integrales con su correspondiente guarnición.

- Resultan: 8 pequeñas empanadillas
- Tiempo de preparación: 15-20 minutos
- Tiempo de cocción: 20 minutos

Empanadas de zanahoria y patata

La zanahoria y la patata se combinan para formar un sucedáneo del Salisbury steak, diferente pero delicioso

400 gramos de patatas (aproximadamente 3 pequeñas)
1 taza de migas de pan integral
½ taza de copos de avena
2 cucharadas de mantequilla de cacahuete
1 cucharadilla de tomillo
2 dientes de ajo, triturados
3-4 zanahorias medianas
1 taza de pacanas, muy triturados
⅔ de taza de apio muy picado
½ de taza de cebolla muy picada
2 cucharadas de tamari
1 cucharadilla de albahaca
Aceite

- Trocear las patatas. Quitar las hojas de las zanahorias. Licuar las patatas y reservar toda la pulpa. Licuar las zanahorias y reservar ¼ de taza de zumo y 1 taza de pulpa.
- En un bol grande, mezclar la pulpa de patata, el zumo y la pulpa de la zanahoria. Añadirle las pacanas y mezclar: Agregar las migas de pan, el apio, los copos de avena, la cebolla, la mantequilla de cacahuete, el tamari, el tomillo, la albahaca y el ajo; mezclarlo todo bien, utilizando las manos si es preciso. Dar a la pasta la forma de 8-9 empanadas.
- Cubrir la base de una gran sartén con aceite. Colocar en ella las empanadas que quepan y freírlas a fuego lento hasta que su parte inferior quede dorada.

- Resultan: 8-9 pequeñas empanadas
- Tiempo de preparación: 15 minutos
- Tiempo de cocción: 20 minutos

Fettucini rosé

Una maravilla visual fácil de preparar y una delicia para el paladar

3-4 zanahorias medianas
⅓ cebolla grande del país, a tiras
1 cucharadilla de albahaca
1 paquete (400 gramos) de tofu sedoso, extraconsistente
1 paquete (400 gramos) de fettucini
1 cucharada de aceite de oliva
1 pimiento rojo grande, a tiras
½ cucharadilla de orégano
2 cucharadas de miso amarillo
1 pizca de pimiento de cayena

- En un cazo grande, poner agua a hervir para la pasta. Mientras tanto, quitar las hojas de las zanahorias. Licuar las zanahorias y reservar ½ de zumo.
- En una sartén grande, calentar el aceite de oliva a fuego lento.
- Agregarle la cebolla y saltearla hasta que se ponga algo tierna, 5 minutos. Añadir el pimiento rojo, la albahaca y el orégano y seguir friendo hasta que se hayan hecho el pimiento y la cebolla, otros 5 minutos.
- En una batidora, mezclar el zumo de zanahoria, el tofu sedoso, el miso y la pimienta de cayena: batir hasta que la pasta quede suave y cremosa. Añadir esta mezcla a las hortalizas salteadas de la sartén y mezclarlo muy bien.
- Poner las pasta a hervir siguiendo las instrucciones del paquete; escurrirla bien. Dividir la pasta en 3 platos individuales y echarle por encima ½ de la salsa a cada uno.

- Resultan: 3 raciones
- Tiempo de preparación: 25 minutos

Pasta primavera

Este plato constituye un auténtico deleite

8-11 zanahorias medianas
2 cucharadas de miso blanco o amarillo
1 paquete (400 gramos) de fettucini de harina integral
¼ de taza de mitades de tomate secados al sol y marinados, a rodajas finas
½ taza de anacardos crudos
400 gramos de espárragos frescos
½ taza de guisantes congelados
2 chalotes picados
3 cucharadas de albahaca fresca picada
2 dientes de ajo, triturados

- ❖ En un cazo grande poner a hervir el agua para la pasta. Mientras tanto, quitar las hojas de las zanahorias, licuar las zanahorias y reservar 1 y ½ tazas del zumo.
- ❖ En una batidora, mezclar el zumo de zanahoria, los anacardos y el miso; accionar a la máxima potencia hasta que los anacardos queden reducidos a polvo y la mezcla sea suave y cremosa.
- ❖ Cortar los extremos duros de los espárragos. Dividir su parte superior en trocitos de 2 cm.
- ❖ En una cacerola o sartén mediana, combinar la mezcla de anacardo con los trozos de espárragos. Llevarlo a ebullición, cubrir el recipiente, reducir la temperatura y dejarlo a fuego lento, moviendo de vez en cuando, unos 2-3 minutos.
- ❖ Mientras se hace la salsa, poner la pasta a hervir siguiendo las instrucciones del paquete.
- ❖ Añadir los guisantes a la salsa y dejar la mezcla en el fuego hasta que los espárragos estén hechos, unos 2 minutos más. Añadir los chalotes, los tomates secados al sol, la albahaca y el ajo y mezclarlo bien. Apartar la salsa del fuego.

- Resultan: 4 raciones
- Tiempo de preparación: 20 minutos

Barra de espinacas

El ligero aroma y la suave textura de esta barra recuerdan un *soufflé*

2 ramilletes (200 gramos) de espinacas
½ taza de cebolla muy picada
1 cucharadilla de albahaca
½ cucharadilla de sal marina
1 taza de migas de pan integral
400 gramos de tofu consistente
2 cucharadas de miso blanco
½ cucharadilla de tomillo
1 taza de anacardos, muy picados
1 taza de copos de avena

❖ Precalentar el horno a 180 grados.

❖ Licuar las espinacas, reservando todo su zumo y pulpa. En un bol grande, aplastar el tofu con un tenedor. Añadirle el zumo y la pulpa de las espinacas, la cebolla, el miso, la albahaca, el tomillo y la sal, mezclar bien. Agregarle los anacardos, las migas de pan, los copos de avena y mezclar de nuevo, utilizando lar manos si es preciso.

❖ Colocar la mezcla en un molde de 20 x 10 x 5 cm y dejarlo 1 hora en el horno. Dejarlo reposar un mínimo de 15 minutos antes de sacarlo del molde. Pasarla a una fuente y cortarla a rebanadas gruesas.

- Resulta: 1 barra grande
- Tiempo de preparación: 30 minutos
- Tiempo de cocción: 1 hora
- Tiempo de enfriamiento: 15 minutos

Barra de chayote

Vale la pena probar esta vigorosa barra con sabor de nuez junto a la salsa de champiñones sin grasa

¼ de chayote mediano
1 taza de pacanas, picadas
1 cucharadilla de sal marina
2 cucharadillas de aceite de oliva
400 gramos de tofu consistente
1 taza de copos de avena
¼ de taza de migas de pan integral
1 diente de ajo, triturado

- Cortar el chayote a rajas y quitarle las semillas. Licuarla, reservando ⅓ taza de zumo y 1 taza de pulpa.
- En un bol grande, aplastar el tofu. Añadirle las pacanas y mezclar bien. Agregar el zumo y la pulpa del chayote, la avena y la sal; mezclar bien.
- En un bol pequeño, mezclar bien las migas de pan, el aceite y el ajo. Reservar el bol.
- Untar la parte inferior y laterales de un molde para barra de 20 x 10 x 5 cm. Espolvorear 2 cucharadas de la mezcla de migas de pan en el fondo y paredes del molde. Espolvorear la barra con el resto de esta mezcla, apretando las migas ligeramente en la parte superior de la barra.
- Dejar la barra en el horno hasta que las migas se hayan dorado y la barra se note firme, unos 50 minutos. Dejarla reposar 10-15 minutos antes de quitarla del molde. Pasarla a una fuente y cortarla a rodajas gruesas. Servirla con una salsa como la de champiñones sin grasa.

- Resulta: 1 barra grande
- Tiempo de preparación: 20 minutos
- Tiempo de cocción: 50 minutos
- Tiempo de enfriamiento: 10-15 minutos

Pasta con guisantes y champiñones a la crema

Rápida, elegante y deliciosa

6 brotes grandes de apio
1 cucharadilla de sal marina
1 cucharadilla de estragón
1 pizca de pimiento de cayena
2 chalotes, muy picados
2 cucharadas de perejil fresco, muy picado
½ taza de anacardos
2 ½ tazas de champiñones a láminas
1 taza de guisantes congelados
1 paquete (400 gramos) de fettucini de harina integral

❖ Licuar el apio y reservar 1 taza de zumo.

❖ En una batidora, mezclar el zumo del apio, los anacardos y la sal; accionar a la máxima potencia hasta que los anacardos queden reducidos a polvo y la mezcla sea suave y cremosa.

❖ En una sartén o cacerola grandes, mezclar la pasta de anacardo, los champiñones y el estragón. Llevarlo a ebullición sin dejar de mover. Tapar el recipiente, reducir la temperatura y mantenerlo a fuego lento, moviendo de vez en cuando, hasta que los champiñones se hayan ablandado y la salsa empiece a espesarse, unos 3-4 minutos. Añadirle los guisantes y dejarlos 1-2 minutos a fuego lento. Agregar la pimienta de cayena y mezclar bien. Apartarla del fuego.

❖ Hervir la pasta. Espolvorearlo todo con el chalote y el perejil y servirlo inmediatamente.

➨ Resultan:	3 raciones
➨ Tiempo de preparación:	20 minutos

Tempeh marinado al horno con hortalizas

El tempeh añade su gracia especial a este maravilloso plato

4-6 zanahorias medianas
2 dientes de ajo
1-2 brotes grandes de apio
1 paquete (300 gramos) de tempeh, descongelado
1 taza de cebolla picada
1 calabacín verde mediano, a rodajas
1 ramillete (100 gramos) de espinacas
1 rodaja de raíz de jengibre de 1 cm
1 patata mediana
3 cucharadas de tamari
1 cucharada de aceite de oliva
1 calabacín amarillo mediano, a rodajas
2 tazas de champiñones, a láminas

- Precalentar el horno a 180 grados.
- Quitar las hojas de las zanahorias, licuar las zanahorias y verter ¾ de taza de zumo en un recipiente. Licuar las espinacas, el ajo y la raíz de jengibre, añadiendo todo el zumo al recipiente que contiene él de zanahoria. Licuar al apio y añadir su zumo al de la combinación hasta obtener en total 1 y ½ tazas de zumo.
- Trocear las patatas, licuarlas y reservar ¼ de taza de zumo. No hay que mezclar el zumo de patata con los demás.
- Cortar el tempeh a dados de 2 cm. En un recipiente de poco fondo para el horno, disponer una capa con el tempeh a dados.
- Añadir el tamari a la mezcla de zumos y mover bien. Verter dicha mezcla sobre el tempeh y dejar marinar 1 hora.
- Utilizando una espumadera, extraer los dados de tempeh del jugo y extenderlos en una plancha para galletas untada. Reservar el zumo de marinar para su posterior uso. Meter el tempeh en el horno 30 minutos, dando la vuelta una vez a los dados.
- Unos 20 minutos antes de finalizar la cocción del horno, calentar el aceite en una sartén o cacerola de fondo grueso

a fuego bajo. Añadirle la cebolla y saltearla hasta que empiece a quedar transparente, unos 5 minutos. Agregar los calabacines y los champiñones.

- Mover la mezcla, echar el zumo de marinar y mover de nuevo. Tapar el recipiente y llevar la mezcla a ebullición, reducir la temperatura y dejarla a fuego lento, sin parar de remover; hasta que las hortalizas estén casi hechas, unos 5 minutos.
- Mezclar bien el zumo de patata y añadirlo a la mezcla que está en el fuego, moviéndolo todo y llevándole de nuevo a ebullición.
- Sacar al tempeh del horno, añadirle la mezcla y moverlo bien. Reducir la temperatura y dejarlo a fuego lento hasta que las hortalizas estén blandas y la salsa haya espesado, unos 2-3 minutos.
- Servir el guiso con arroz integral, mijo o pasta.

- Resultan: 4 raciones
- Tiempo de preparación: 20 minutos
- Tiempo de marinar: 1 hora
- Tiempo de cocción: 30 minutos

Tarta de cebolla

Nadie podría creer lo fácil y deliciosa que resulta esta tarta de cebolla

1 receta de pasta de harina de trigo integral
6 tazas de cebolla del país picada
½ cucharadilla de salvia
1 patata mediana
2 cucharadas de aceite de oliva
1 cucharadilla de tomillo
2 cucharadillas de tamari

- ❖ Elaborar una pasta de trigo integral para tarta de 22 cm sin meterla en el horno. Reservarla.
- ❖ Precalentar el horno a 180 grados.
- ❖ Trocear la patata, licuarla y reservar ⅓ de taza de zumo.
- ❖ En una sartén o cacerola grande de fondo grueso, calentar el aceite a fuego suave. Añadir la cebolla, el tomillo y la salvia y saltearlo hasta que la cebolla quede transparente, unos 15 minutos.
- ❖ Mover bien el zumo de patata para que no se deposite el almidón, añadirlo a la cebolla salteada junto con el tamari. Dejarlo a fuego mediano, moviendo todo el rato, hasta que la mezcla haya espesado, unos 3 minutos.
- ❖ Verter la mezcla de cebolla sobre la base para tarta, extendiéndola bien. Meterla en el horno hasta que esté hecha y el relleno sea consistente, unos 50 minutos. Cortar la tarta en 6 trozos y servirla.

➨ Resulta:	1 tarta de 22 cm
➨ Tiempo de preparación:	25 minutos
➨ Tiempo de cocción:	50 minutos

Quiche vegetal

Quiche cremosa y altamente aromática

1 receta de pasta de harina de trigo integral
3 tazas de flores de brócoli, a trocitos
¼ de taza de mitades de tomate secados al sol, marinados, a rodajas finas
1 cucharadilla de albahaca
¾ taza de queso de soja rallado
3-4 zanahorias medianas
400 gramos de tofu consistente
1 cucharada de mostaza tipo Dijon
1 cucharadilla de sal marina
3-4 medios tomates secados al sol, marinados, como guarnición

- Elaborar una pasta de trigo integral para tarta sin meterla en el horno. Reservarla.
- Quitar las hojas de las zanahorias, licuar las zanahorias y reservar ⅓ taza de zumo y ½ de pulpa.
- Colocar las flores del brócoli en un recipiente para hervir al vapor con 2 cm de agua hirviendo. Tapar el recipiente, ponerlo a fuego mediano y dejarlo hasta que el brócoli esté algo tierno, unos 5 minutos. Reservarlo.
- En una batidora, mezclar el zumo de zanahoria y el tofu hasta obtener una pasta suave y cremosa. Pasar la mezcla a un bol grande y añadirle la pulpa de zanahoria, el brócoli al vapor; los copos de cebolla, las rodajas de tomate, la mostaza, la albahaca y la sal; mezclar bien.
- Verter la mezcla vegetal sobre la base de tarta, extendiéndola bien. Espolvorearla con el queso rallado de soja y decorarla con las mitades de tomate. Dejarla en el horno hasta que quede dorada.

- Resulta: 1 tarta de 22 cm
- Tiempo de preparación: 40 minutos
- Tiempo de cocción: 40 minutos
- Tiempo de enfriamiento: 10 minutos

Croquetas de anacardo

El anacardo les añade un sabor y textura fantásticos

5-6 zanahorias medianas

½ , paquete (200 gramos) de tofu sedoso extraconsistente

⅓ de taza de cebolla muy picada

Aceite

1 taza de anacardos crudos

2 cucharadas de miso amarillo

1 diente de ajo

1 cucharadilla de albahaca

- ❖ Quitar las hojas de las zanahorias, licuar las zanahorias y reservar 1 y ½ tazas de su pulpa
- ❖ Picar los anacardos. Pasarlos a un bol grande.
- ❖ En la batidora, mezclar el tofu sedoso, el miso y el ajo; batir hasta que quede suave y cremoso. Añadir la mezcla de tofu a los anacardos del bol.
- ❖ Agregar la cebolla picada y la albahaca a la mezcla de anacardo y tofu, moverlo bien, utilizando las manos si es preciso. Formar con la mezcla 8 croquetas pequeñas.
- ❖ Cubrir el fondo de una sartén grande con aceite y colocar en ella todas las croquetas que quepan. Freírlas a fuego lento hasta que queden doradas por su parte inferior; unos 5 minutos. Darles la vuelta y retirarlas al cabo de 5 minutos, cuando se hayan dorado por el otro lado. Repetir la operación hasta freír todas las croquetas.

- Resultan: 8 croquetas
- Tiempo de preparación: 15 minutos
- Tiempo de cocción: 20 minutos

Quiche de espinacas y espárragos

Romeo y Julieta, Marco Antonio y Cleopatra...
¡Espinacas y espárragos!

1 receta de pasta de harina de higo integral
1 ramillete (100 gramos) de espinacas
2 cucharadas de miso blanco
1 cucharadilla de tomillo
1 cucharada de aceite de oliva
400 gramos de espárragos
400 gramos de tofu consistente
1 cucharada de mostaza tipo Dijon
½ cucharadilla de sal marina
1 taza de cebolla picada

❖ Elaborar una pasta de trigo integral para tarta de 22 cm sin meterla en el horno. Reservarla.

❖ Cortar los extremos duros de los espárragos y reservar su parte tierna para utilizarla posteriormente. Licuar los primeros y reservar todo el zumo. Licuar las espinacas y reservar todo el zumo y la pulpa.

❖ En una batidora, mezclar el zumo de espárragos, de espinacas, el tofu, el miso, la mostaza, el tomillo y la sal; mezclarlo bien hasta que quede suave y cremoso. Si hace falta, pasar una espátula de goma por los extremos de la picadora o batidora, asegurando la combinación de los ingredientes. Verter la mezcla en un bol grande.

❖ Reservando 3-4 espárragos para la decoración, cortar los demás a trozos de 1 cm y añadirlos a la mezcla de tofu del bol. Agregarle la pulpa de espinacas y mover de nuevo.

❖ En una sartén pequeña calentar el aceite a fuego lento. Añadirle lar cebollas y saltearlas hasta que estén tiernas, unos 5 minutos.

❖ Añadirlas a la mezcla de tofu y mezclar bien.

❖ Verter la mezcla de tofu por encima de la pasta para tarta, extendiéndola bien. Cortar por la mitad los 3-4 espárragos que se han reservado y colocarlos de forma decorativa sobre la mezcla de tofu. Meter la tarta en el horno hasta que la pasta esté dorada y su relleno consistente, unos 60-70 minutos. Dejar reposar la quiche unos 15 minutos, cortarla en 6 trozos y servirla.

Resulta:	1 quiche de 22 cm
Tiempo de preparación:	30 minutos
Tiempo de cocción:	60-70 minutos
Tiempo de enfriamiento:	15 minutos

Estofado de frijoles

Un plato nutritivo, muy aromático y con bajo contenido en grasa. Resulta delicioso con arroz o pan de maíz.

4 tomates
3 brotes de apio
2 tazas de cebolla picada
1 pimiento rojo a tiras de 2 cm
1 cucharadilla de chile en polvo
1 cucharadilla de sal marina
2 tazas de frijoles hervidos y escurridos
4 zanahorias grandes
4 tazas de col troceada
2 tazas de zanahorias a rodajas
1 cucharadilla de comino
1 cucharadilla de albahaca
½ cucharadilla de orégano

- Cortar los tomates en forma de gajos. Quitar las hojas de las zanahorias.
- Licuar los tomates junto con las zanahorias y reservar el zumo combinado. Licuar al apio y añadir el zumo suficiente de tomate y zanahoria para hacer 3 tazas.
- En una cacerola grande, de fondo grueso, mezclar el zumo combinado, la col, la cebolla, las zanahorias, el pimiento rojo, el comino, el chile, la albahaca, la sal y el orégano. Tapar la cacerola y llevar la mezcla a ebullición, reducir la temperatura y dejarla a fuego lento, moviéndola de vez en cuando, hasta que las hortalizas estén casi hechas, unos 40 minutos. Añadirle los frijoles y dejar el recipiente a fuego lento hasta que el guiso esté hecho, unos 5 minutos más. Servir el estofado con arroz o bien con alguno de los panes de maíz.

- Resultan: 4 raciones
- Tiempo de preparación: 20 minutos
- Tiempo de cocción: 45 minutos

Tofu marinado al horno con hortalizas

Muy adecuado para una comida con invitados

2 tomates grandes
1 rodaja de raíz de jengibre de ½ cm
3 cucharadas de tamari
2 cucharadas de aceite de oliva
2 tazas de cebolla picada
3 brotes apio, picado
5-7 zanahorias medianas
400 gramos de tofu consistente
2 dientes de ajo, triturados
4 tazas de col troceada
2 tazas de zanahorias a rodajas
3 hojas de laurel

❖ Cortar los tomates en forma de gajos. Quitar las hojas de las zanahorias.

❖ Licuar el tomate y reservar 1 taza de zumo. Licuar las zanahorias y reservar 1 taza de zumo. Licuar el jengibre y reservar todo su zumo.

❖ Cortar el tofu a rodajas de 1 cm. Disponer dichas rodajas formando una capa en un recipiente de poco fondo para el horno.

❖ En un bol pequeño, mezclar los zumos de tomate, zanahoria y jengibre. Añadirle el tamari y el ajo y mezclar bien. Verter esta mezcla sobre el tofu en el recipiente para el horno y dejarla reposar durante 1 hora.

❖ Mientras tanto, en una cacerola grande, de fondo grueso, calentar el aceite a fuego lento. Añadirle la col, la cebolla, la zanahoria, el apio y las hojas de laurel; saltearlo hasta que la cebolla quede transparente, unos 10 minutos. Escurrir el zumo de marinar del recipiente para el horno y añadirlo a la cacerola. Taparla y llevar la mezcla a ebullición. Reducir la temperatura y mantenerlo a fuego lento, moviendo de vez en cuando, hasta que las hortalizas estén tiernas, unos 45 minutos.

❖ Precalentar mientras tanto el horno a 190 grados.

- ❖ Durante el tiempo en que las hortalizas siguen a fuego lento, disponer las rodajas de tofu sobre una plancha para galletas untada. Dejarlas 30-45 minutos en el horno, dándoles la vuelta 1 vez.
- ❖ Cuanto más tiempo el tofu esté en el horno, más crujiente será por tanto, se dejará hasta que alcance el punto deseado.
- ❖ Añadir el tofu sacado del horno al guiso y dejarlo unas 3-4 minutos más. Apartarlo del fuego y quitarle las hojas de laurel.
- ❖ Servirlo sobre un fondo de arroz, gachas, mijo, cuscús o pasta.

➡ Resultan:	4 raciones
➡ Tiempo de preparación:	20 minutos
➡ Tiempo de marinar:	1 hora
➡ Tiempo de cocción:	30-45 minutos

Tofu aromático al horno con cebollas

Un plato fuerte que llena y gusta incluso a los que no son aficionados al tofu

6 brotes grandes de apio
1 rodaja de raíz de jengibre de 2 cm
1 cucharadilla de aceite de sésamo tostado
2-3 dientes de ajo, triturados
2 tazas de cebolla dulce picada
Agua
½ cebolla dulce
800 gramos de tofu consistente de taza más 1 cucharada de tamari
2 cucharadas de aceite
½ de taza de harina integral para repostería

- Licuar al apio y reservar 1 taza de zumo. Licuar la cebolla y reservar ½ taza de zumo. Licuar la raíz de jengibre y reservar todo su zumo.
- Cortar el tofu a rodajas de 1 cm. Disponer dichas rodajas en un recipiente de poco fondo para el horno.
- En un bol pequeño, mezclar el zumo de apio, el de cebolla, el de jengibre, el tamari, el aceite de sésamo tostado y el ajo; mezclar bien. Verter la mezcla sobre el tofu preparado en el recipiente para el horno. Dejar marinar un mínimo de 1 hora; cuanto más tiempo se deje más aroma tendrá. Si se deja más de 2 horas, meterlo en el frigorífico.
- Precalentar el horno a 190 grados.
- Sacar el tofu del recipiente y reservar el jugo de marinar. Disponer el tofu en una plancha para galletas, untada, y meterlo en el horno hasta que quede tostado y crujiente, unos 35-40 minutos.
- Darle una vez la vuelta mientras está en el horno.
- Mientras tanto, en una cacerola grande de fondo grueso, calentar el aceite a fuego lento. Añadirle la cebolla y saltearla, moviendo de vez en cuando, hasta que esté tierna. Añadir la harina y mezclar bien. Aumentar la temperatura y

dejarlo en el fuego, sin parar de mover, 1-2 minutos. Agregarle el jugo de marinar y llevar la salsa a ebullición, moviendo con fuerza para que no haga grumos.

- Añadirle el tofu y mover. Si la salsa queda demasiado espesa, se le añadirá agua (aproximadamente ½ de taza) a fin de que adquiera la consistencia deseada.
- Servir el tofu al horno con arroz o mijo, acompañándolo con verdura al vapor o ensalada.

- Resultan: 4-6 raciones
- Tiempo de marinar: 1 hora o más
- Tiempo de preparación: 15 minutos
- Tiempo de cocción: 35-40 minutos

Lasaña primavera de berenjena

Al igual que todas las lasañas, ésta se prepara en unos minutos e incluso puede elaborarse mucho antes y recalentarse en el momento de servirla

2 berenjenas medianas (aproximadamente 400 g cada una)
Salsa
5-7 zanahorias medianas
2 tazas de zanahoria a dados
1 cucharadilla de albahaca
4 dientes de ajo, picados
1 lata (300 g) de tomate en pasta
⅓ cucharadilla de sal marina
Relleno
400 g de tofu consistente
2 dientes de ajo, machacados
Sal marina
2 tazas de queso de soja o lácteo rallado
4 tomates grandes
1 cucharada de aceite de oliva
1 y ½ tazas de cebolla picada
½ cucharadilla de orégano
¾ de taza de PVT (proteína vegetal texturizada)
1 pizca de pimienta de cayena
1 ramillete (100 g) de espinacas
1 cucharadilla de sal marina

- Precalentar el horno a 180 grados.
- Cortar las berenjenas a rodajas de unos 2 cm. Espolvorearlas con sal y colocarlas en una fuente para el horno poco honda. Dejarlas reposar 1-1 ½ horas para que eliminen el exceso de humedad.
- Elaborar mientras tanto, la salsa y el relleno.

<u>Para elaborar la salsa:</u>

- Cortar los tomates en forma de gajos. Quitar las hojas de las zanahorias.
- Licuar los tomates y reservar 2 tazas de zumo y 1 de pulpa.
- Licuar las zanahorias y reservar 1 taza de zumo.
- En una sartén o cacerola grande, de fondo grueso, calentar el aceite a fuego bajo. Aiiadir las zanahorias, la cebolla, la

albahaca, el orégano y el ajo y saltearlo todo, moviendo de vez en cuando hasta que se haga un poco la cebolla, unos 5 minutos. Añadirle el zumo de tomate, su pulpa, el zumo de zanahoria, la PVT y dejar el recipiente a fuego lento hasta que la PVT se haya hidratado, unos 5 minutos. Agregarle la pasta de tomate, la sal, la pimienta de cayena y mover bien la mezcla. Apartar el recipiente del fuego y reservarlo.

Para elaborar el relleno:

- ❖ Licuar las espinacas, reservando todo su zumo y pulpa.
- ❖ En un bol grande, desmenuzar el tofu. Añadirle el zumo y la pulpa de las espinacas, la sal y el ajo y mezclarlo bien. Reservar el bol.

Para preparar el plato:

- ❖ Enjuagar las rodajas de berenjena en agua corriente para quitarles la sal. Escurrirlas.
- ❖ Untar un molde para el horno de 20 x 25 x 5 cm. Extender una ligera capa de salsa en su fondo. Disponer sobre ésta una capa de rodajas de berenjena. Extender por encima la mitad del relleno y echar por encima la salsa restante. Espolvorear la salsa con 1 taza de queso rallado. Repetir las capas, finalizando con la salsa.
- ❖ Dejar la lasaña 45 minutos en el horno, espolvorearla con el resto de queso rallado y meterla otros 15 minutos en el horno. Retirarla del horno y dejarla reposar unos 15 minutos antes de cortarla.
- ❖ Servirla con pan integral y una copiosa ensalada verde.

➠ Resultan:	6-8 raciones
➠ Tiempo de preparación:	1 y ½ horas
➠ Tiempo de cocción:	1 hora
➠ Tiempo de enfriamiento:	15 minutos

Bulgur con tomates y calabacín

3-3 ½, tomates grandes
1 taza de cebolla picada
½ cucharadilla de orégano
1 pimiento rojo, picado
1 calabacín mediano amarillo, a rodajas
½ de taza de agua
1 taza de legumbres cocidas, escurridas (garbanzos, frijoles o algún tipo de alubia)
1 cucharada de aceite de oliva
1 cucharadilla de albahaca
3 dientes de ajo, picados
1 calabacín mediano verde, a rodajas
1 taza de trigo bulgur
1-2 cucharadas de tamari
½ taza de aceitunas negras, sin hueso, troceadas

❖ Cortar los tomates en forma de gajos, licuarlos y reservar 1 y ½ tazas de zumo y toda la pulpa.
❖ En una sartén grande, de fondo grueso, calentar el aceite de oliva a fuego bajo. Añadirle la cebolla, la albahaca, el orégano y el ajo y saltearlo todo hasta que la cebolla se vea transparente, unos 5 minutos. Agregarle el pimiento, y los calabacines y moverlo bien.
❖ Añadir finalmente el bulgur y mover de nuevo.
❖ En un bol pequeño, mezclar el zumo de tomate, el agua y el tamari.
❖ Pasar la mezcla a la sartén, llevarla a ebullición, reducir la temperatura y dejar que se haga a fuego lento unos 10 minutos. Agregarle la pulpa de tomate y dejar la sartén en el fuego, tapada hasta que se haya bebido el jugo y se haya hecho el bulgur unos 10 minutos más.
❖ Añadirle las legumbres y las aceitunas y mezclarlo todo bien.
❖ Servir inmediatamente.

- Resultan: 3-4 raciones
- Tiempo de preparación: 35 minutos

Estofado marroquí

¿En busca de una receta poco corriente y deliciosa para una cena con invitados?
He aquí un picante estofado que puede servirse con el cuscús de brillante colorido para conseguir un plato sencillo y exótico.

❖ Dejar el cuscús en remojo mientras se prepara el estofado.

2 tomates grandes
2 cucharadas de aceite de oliva
4 tazas de col blanca, picada
1 y ½ tazas de apio picado
1 y ½ cucharadillas de comino
3 cucharadas de tamari
½ cucharadilla de copos de guindilla
500-750 g de col
1 y ½ tazas de cebolla picada
2 tazas de alcachofas cortadas a láminas
1 y ½ tazas de zanahoria a rodajas
3 hojas de laurel
2 tazas de garbanzos hervidos y escurridos
¼ de cucharadilla de sal marina

❖ Cortar los tomates en forma de gajos y trocear la col. Licuar el tomate, reservando 1 taza de zumo y toda su pulpa. Licuar la col y reservar.

❖ En una cacerola grande, de fondo grueso, calentar el aceite a fuego bajo. Añadirle la cebolla y saltearla, sin parar de moverla, 1-2 minutos. Agregarle la col blanca, las alcachofas, el apio, la zanahoria, el comino y las hojas de laurel; seguir friendo, moviendo constantemente, durante 3-4 minutos.

❖ Echar a la sartén el zumo de tomate, el de col y el tamari y llevarla a ebullición. Tapar la sartén, reducir la temperatura y mantenerla a fuego lento, moviendo la mezcla de vez en cuando, hasta que las hortalizas estén hechas, unos 45 minutos. Añadirle los garbanzos y dejar la mezcla en el fuego unos 5 minutos más.

❖ Entre tanto, en una batidora, mezclar la pulpa de tomate, la guindilla y la sal; batir ligeramente y echar la salsa picante en un bol pequeño.

- ❖ Retirar las hojas de laurel del estofado. Puede servirse colocando una fuente en el centro de la mesa, acompañándola con el cuscús y la salsa picante, o bien en platos individuales sobre un fondo de cuscús con la salsa picante aparte. Servir una copiosa porción de cuscús en el plato, hacer una cavidad en la parte central con la ayuda de una cuchara y colocar el estofado en ella.

- ➨ Resultan: 6 raciones
- ➨ Tiempo de preparación: 75 minutos

Pizza con doble de tomate

La base ligera y crujiente de esta pizza está elaborada con zumo de tomate en lugar de agua

Base

2 tomates grandes
1 cucharada de levadura en polvo
½ de taza de harina de gluten
2 cucharadas de aceite de oliva
½ cucharadilla de sal marina
2 tazas de harina de higo integral

Relleno

1 cucharada de aceite de oliva
6-12 dientes de ajo, picados
12 medios tomates secados al sol, a trocitos
½ cucharadilla de orégano
2 tazas de cebolla dulce a rodajas
2 tazas de champiñones a láminas
2 cucharadas de tamari
½ de taza de albahaca fresca, picada

Para elaborar la pasta:

❖ Cortar los tomates en forma de gajos, licuarlos y reservar 1 taza del zumo, así como toda la pulpa.
❖ En un cazo pequeño, calentar ligeramente el zumo de tomate moviéndolo constantemente; no hay que aumentar la temperatura y si se observa que humea, retirarlo del fuego.
❖ En un bol grande, mezclar el zumo tibio, el aceite de oliva, la levadura y la sal. Dejar reposar la mezcla unos 5-10 minutos para que se disuelva la levadura.
❖ Añadir la harina de gluten a la mezcla del bol y seguidamente 1 taza de harina de repostería; batir manualmente contando hasta cien. Añadir toda la harina de repostería necesaria para obtener una pasta amasable. Amasar con las manos con el resto de harina hasta conseguir una pasta blanda. Esta masa es más blanda que la del pan.
❖ Colocar la masa en un bol untado con aceite y darle la vuelta para que quede untada de todos lados. Cubrir el bol

con un paño limpio, húmedo y dejarlo en un lugar templado hasta que la masa haya doblado su tamaño, unos 45-60 minutos.

Para elaborar el relleno:

- Calentar el aceite a fuego lento en una sartén grande. Añadirle la cebolla y saltearla 2-3 minutos. Agregarle el ajo y dejar unos 2-3 minutos más al fuego, hasta que la cebolla se haya hecho un poco. Echar los champiñones y los trocitos de tomate a la sartén y dejarlo hasta que los champiñones estén tiernos, 2-3 minutos. Añadirle la pulpa de tomate, el tamari y el orégano y dejar la mezcla a fuego lento 1-2 minutos. Finalmente echar la albahaca y mover bien todo.
- Retirar la sartén del fuego y dejar enfriar la mezcla mientras acaba de subir la masa.

Para confeccionar la pizza:

- Precalentar el horno a 190 grados.
- Untar una plancha para pizza de 35 x 22 cm. Colocar la masa encima, aplastarla con las manos y extenderla hasta que cubra toda la superficie.
- Extender la guarnición tibia por encima formado una capa uniforme.
- Colocarla en un lugar templado y esperar 15 minutos para que la base aumente.
- Colocar la pizza en la parte inferior del horno y dejarla 15 minutos.

Barra de almendra

La carne al horno no llega ni a la costra de esta receta

3-4 zanahorias medianas

1 taza de almendras crudas, troceadas

½ taza de cebolla picada

2 cucharadas de pasta de almendras

1 cucharada de salvia

400 g de tofu consistente

1 taza de copos de avena

¼ de taza más 1 cucharada de tamari

1 cucharada de mostaza tipo Dijon

3 dientes de ajo, machacados

- ❖ Precalentar el horno a 180 grados.
- ❖ Quitar las hojas de las zanahorias, licuar las zanahorias y reservar la taza de la pulpa
- ❖ En un bol grande, aplastar el tofu con un tenedor; Añadirle la pulpa de zanahoria, las almendras, la avena, la cebolla, el tamari, la pasta de almendra, la mostaza, la salvia y el ajo. Mezclar bien, utilizando las manos si es preciso.
- ❖ Untar un molde de 20 x 10 x 5 y espolvorear su fondo y paredes con copos de avena. Colocar la mezcla en el interior y dejarla 50 minutos en el horno. Dejarlo reposar un mínimo de 10 minutos antes de extraer del molde. Pasar la barra a una fuente y cortarla a rebanadas.

Resulta:	1 barra grande
Tiempo de preparación:	20 minutos
Tiempo de cocción:	50 minutos
Tiempo de enfriamiento:	10 minutos

Pisto

Existen muchísimas recetas para elaborar pisto, pero esta versión, con bajo contenido en grasa, es especialmente rica

2 tomates grandes
1 cucharada de aceite de oliva
6 dientes de ajo, picados
2 calabacines medianos, a rodajas
3 cucharadas de tamari
4 hojas de laurel
1 patata mediana
1 taza de cebolla picada
1 berenjena grande, a dados
3 tazas de champiñones a láminas
1 cucharada de tomillo

- Cortar los tomates en forma de gajos y trocear las patatas. Licuar el tomate, reservando 1 taza de zumo y toda la pulpa. Licuar la patata y reservar ⅓ de taza de zumo.
- En una cacerola grande, calentar el aceite a fuego lento. Añadirle la cebolla y saltearla unos 2-3 minutos. Añadirle el ajo y seguir friendo hasta que la cebolla esté algo tierna.
- Agregar el zumo de tomate, su pulpa, la berenjena, el calabacín, los champiñones, el tamari, el tomillo y las hojas de laurel; mover bien. Llevar la mezcla a ebullición, tapar la cacerola, reducir la temperatura y dejarla a fuego lento.
- Echar el zumo de patata a la cacerola, mover y dar otro hervor a la mezcla. Bajar la temperatura y mantenerlo a fuego lento unos 3 minutos más.

- Resultan: 4-6 raciones
- Tiempo de preparación: 1 hora

Revuelto sin aceite

El zumo fresco le da el toque aromático

½ patata mediana
1 rodaja de raíz de jengibre de 2 cm
2 cucharadas de tamari
2 tazas de guisantes
2 chalotes, picados
3 tronchos de brócoli, sin flores
3 dientes de ajo
2 tazas de flores de brócoli
200 g (aproximadamente 3 tazas) de soja germinada

- Trocear la patata, licuarla y reservar ¼ de taza del zumo. Licuar los tronchos de brócoli, reservando ⅓ de taza de zumo. Licuar el jengibre y el ajo, reservando el zumo mezclado.
- En una sartén o cacerola grande con tapa, mezclar el zumo del brócoli, el del jengibre y el tamari. Añadirle las flores del brócoli y llevar la mezcla a ebullición, moviéndola constantemente. Dejar la mezcla a fuego vivo un minuto, reducir la temperatura, tapar el recipiente y dejarlo 1-2 minutos a fuego lento. Aumentar de nuevo la temperatura, quitar la tapa y añadirle los guisantes; mantener el recipiente en el fuego 1-2 minutos más. Agregarle la soja germinada y seguir moviendo la mezcla del fuego 1-2 minutos. Tapar la cacerola o sartén, reducir la temperatura y dejarla a fuego lento hasta que las hortalizas estén hechas pero sigan crujientes, 1-3 minutos.
- Agitar el zumo de patata y añadirlo al recipiente. Dejarlo en el fuego hasta que hierva la salsa y espese, unos segundos. Añadirle el chalote y mover.
- Servir el revuelto para acompañar un plato de arroz integral, mijo o fideos.
- Si durante la cocción se evapora demasiado el líquido o la salsa se espesa demasiado, añadir un poco de agua.

Postres

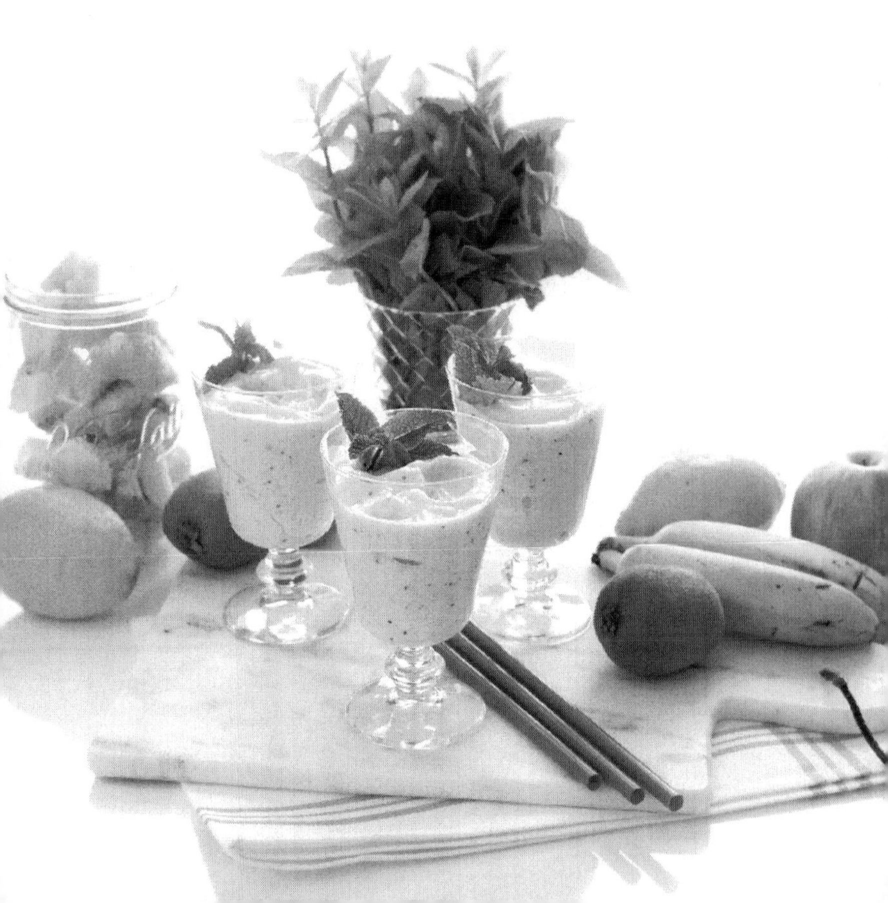

Los postres de este apartado son exquisiteces de las que uno puede disfrutar de vez en cuando sin experimentar ni un gramo de culpabilidad. Están elaborados con cereales integrales, fruta fresca, zumos y otros ingredientes saludables. Tanto los edulcorantes (por lo general concentrado de fruta) como las grasas (aceite vegetal o frutos secos) se incluyen en una cantidad mínima, y, siempre que es posible, no se cuece ni la fruta ni el zumo.

iQuién no ha comprado un postre en una tienda o restaurante de alimentación natural y ha pensado que no llega a la altura de los extraordinarios postres del pasado! Si es así, tal vez nos hayamos consolado con la idea de que «como mínimo es saludable».

Con estos postres, no nos encontraremos con estas decepciones. Nuestros postres no sólo son ricos comparados con otras opciones saludables sino que podríamos calificarlos de excepcionales. De forma que quien quiera convencer a alguien de que la alimentación sana también puede resultar deliciosa, que prepare unos bol y empiece a batir para preparar un postre a base de fruta fresca y zumos.

Y como guindilla, elaborar una de las tartas o pasteles de este apartado y coronarla con uno de nuestros sorbetes caseros ¡A divertirse y disfrutar de ello!

Galletas de zanahoria

Una dulce forma de utilizar la pulpa de zanahoria

3-4 zanahorias medianas
1 taza de copos de avena
½ taza de zumo de caña liofilizado
½ de taza de aceite de girasol o semillas de aroma suave
1 taza de harina de cebada
1 taza de pasas
½ de cucharadilla de nuez moscada
1 huevo, ligeramente batido
2 cucharadillas de extracto de vainilla

- Precalentar el horno a 180 grados.
- Quitar las hojas de las zanahorias, licuar las zanahorias y reservar 1 taza de pulpa.
- En un bol grande, mezclar la pulpa de zanahoria, la harina de cebada, la avena, las pasas, el zumo liofilizado y la nuez moscada; mezclar bien. Añadirle el aceite y mover hasta homogeneizar.
- Agregar el huevo y el extracto de vainilla y trabajar la pasta hasta que quede amasada.
- Repartir la pasta con una cuchara colmada en una plancha para galletas untada. Aplanar cada montoncito con la palma de la mano o con un tenedor mojado. Introducir en la parte superior del horno y dejarlo unos 8 minutos, hasta que las galletas estén doradas por debajo. Dejarlas enfriar y guardarlas en un recipiente hermético.

- Resultan: 14-18 galletas
- Tiempo de preparación: 10 minutos
- Tiempo de cocción: 8 minutos

Dados tropicales

Como delicadeza extra, servirlos con sorbete de coco

- 1 coco o una taza de coco rallado
- ½ taza de mermelada de naranja edulcorada con fruta
- ½ taza de harina de avena
- ½ de taza de aceite de girasol u otras semillas de aroma suave
- 1 piña
- 1 taza de dátiles secos sin hueso
- 1 taza de harina de avena
- 1 taza de migas de pan integral
- ½ de taza de jugo de caña liofilizado
- 1 cucharada de jugo de caña liofilizado

❖ Precalentar el horno a 180 grados.

❖ Quitar el líquido del coco, abrirlo y quitarle la carne. Pelar la piña, quitarle el corazón y cortarlo a tiras. Licuar los trozos de coco y reservar una taza de pulpa. Licuar la piña con los dátiles y reservar ⅓ taza del zumo combinado y toda la pulpa.

❖ En un bol grande, mezclar bien la pulpa de la piña y el dátil con la mermelada.

❖ En otro bol grande, mezclar la pulpa del coco o el coco rallado, la harina de cebada, las migas de pan, la harina de avena y ½ de taza de jugo de caña liofilizado. Añadirle el aceite, mezclar bien y luego el zumo de piña y dátil.

❖ Extender la mitad de la pasta en el fondo de un molde de 20 x 20 cm. Cubrir la pasta con la mezcla de la pulpa de piña y dátil. Ir echando a cucharadas el resto de la masa a intervalos regulares por encima de la mezcla de la pulpa y, utilizando una espátula de goma, extenderlo bien para cubrir toda la superficie. Espolvorear una cucharada de jugo de caña liofilizado por encima de la masa.

❖ Dejarlo en el horno 35 minutos. Retirarlo del horno y dejarlo enfriar unos 20 minutos. Cortarlo en 8-10 dados.

- Resultan: 8-10 dados
- Tiempo de preparación: 25 minutos
- Tiempo de cocción: 35 minutos
- Tiempo de enfriamiento: 20 minutos

Tarta de piña colada

La piña y el coco ligeramente tostado son para chuparse los dedos en esta tarta

1 coco o taza de coco rallado sin endulzar
2 cucharadas de aceite de girasol u otras semillas de aroma suave
½ taza de harina de trigo integral para repostería
2 cucharadas de aceite de girasol u otras semillas de aroma suave
1 piña
2 cucharadas de jugo de caña liofilizado
1 taza de harina de cebada
½ taza de jugo de caña liofilizado
1 cucharada de levadura
2 cucharadillas de extracto de vainilla
1 huevo

- Precalentar el horno a 180 grados
- Quitar el líquido del coco. Abrirlo y quitarle la carne. Pelar la piña, quitarle el corazón y cortarlo a tiras. Licuar los pedazos de coco y reservar media taza de pulpa. Licuar la piña y reservar ¾ de taza de zumo y toda su pulpa.
- En un pequeño recipiente con poco fondo, extender la pulpa de coco o el coco rallado. Colocar el recipiente en el horno hasta que el coco esté ligeramente tostado, unos 3-4 minutos. Retirar el recipiente del horno y reservarlo.
- Untar un molde para tarta de 20 x 20 cm con dos cucharadas de aceite, dejando que el sobrante quede en el fondo del molde. Espolvorear las 2 cucharadas de jugo de caña liofilizado por encima del aceite del molde y disponer una capa de pulpa de piña por encima.
- Reservar el molde.
- En un pequeño bol, tamizar la combinación de la harina de cebada, la de repostería, ½ taza de jugo de caña liofilizado y la levadura.
- Añadirle el coco tostado y mezclar bien. Reservar el bol.

- ❖ En un bol grande, batir 2 cucharadas de aceite, el extracto de vainilla y el huevo. Añadirle el zumo de piña, seguir batiendo, y la mezcla de harinas, trabajándolo hasta homogeneizar
- ❖ Colocar la pasta en el molde, sobre la pulpa de piña. Dejarlo en el horno hasta que al pinchar con un palillo el centro de la masa, éste salga limpio, unos 25 minutos. Dejar enfriar la tarta y posteriormente servirla sola.

➡ Resulta:	1 tarta de 20 x 20 cm
➡ Tiempo de preparación:	25 minutos
➡ Tiempo de cocción:	25 minutos

Tarta de zanahoria

5-7 zanahorias medianas

1 taza de harina de cebada

1 cucharada de levadura

1 cucharada de bicarbonato

½ de aceite de girasol u otras semillas de aroma suave

½ taza de pasas

⅓ de taza de leche de soja

1 rodaja de raíz de jengibre de 2 cm

1 taza de harina de avena

1 cucharada de canela

½ de cucharada de clavos picados

1 huevo

½ taza de jugo de caña liofilizado

½ taza de nueces o pacanas, picadas

- Quitar las hojas de las zanahorias, licuar las zanahorias y reservar 1 taza de zumo y 1 taza de pulpa. Licuar la raíz de jengibre y reservar todo su zumo.
- En un bol pequeño, mezclar la harina de cebada, la de avena, la levadura, la canela, el bicarbonato y los clavos. Reservar el bol. En un bol grande, batir el aceite con el huevo. Añadir el jugo de caña liofilizado y seguir batiendo. Echarle el zumo de zanahoria y el de jengibre y mover la mezcla. Agregar la pulpa de zanahoria, las pasas, las nueces o pacanas y la leche de soja y mezclar bien.
- Echar la mezcla de harina y mezclar hasta homogeneizarla.
- Colocar la pasta en un recipiente para el horno de 20 cm, untado y espolvoreado con harina. Introducirlo en el horno y no retirarlo hasta que al pincharlo con un palillo éste salga limpio, unos 35 minutos. Dejar enfriar la tarta.

- Resulta: 1 tarta redonda de 20 cm
- Tiempo de preparación: 20 minutos
- Tiempo de cocción: 35 minutos

Glasé rosado de frambuesa

Este elegante glasé combina a la perfección con el pastel de remolacha

¼ de remolacha mediana

1 taza de mermelada de frambuesa, sin pepitas, edulcorada con fruta

1 taza de crema de queso de tofu

❖ Trocear la remolacha, licuarla y reservar 1 cucharada de zumo.

❖ En una batidora, mezclar el zumo de remolacha, la crema de queso de tofu y ⅔ de taza de mermelada; batir hasta obtener una pasta cremosa y suave. Añadir el resto de mermelada si se desea un glasé más dulce. Utilizar, si es preciso, una espátula de goma y pasarla por los extremos de la batidora o picadora a fin de que todos los ingredientes queden bien mezclados.

❖ Extender el glasé por encima de la tarta ya fría.

- Resultan: 1-2 tazas
- Tiempo de preparación: 10 minutos

Glasé para pastel de zanahoria

Los glasés endulzados con fruta tienen un sabor mucho más rico que los normales de crema de queso

Glasé 1

1 zanahoria mediana
1 tarro (300 g) de mermelada de albaricoque y piña
1 taza de crema de queso de tofu

Glasé 2

1 zanahoria mediana
⅔ de taza de mermelada de naranja edulcorada con fruta
1 taza de crema de queso de tofu

- ❖ Para elaborar cualquiera de los glasés, cortar las hojas de las zanahorias.
- ❖ Licuar las zanahorias, reservando 2 cucharadas del zumo para el glasé 1 y ½ cucharadas para el glasé 2.
- ❖ En una batidora, mezclar el zumo de zanahoria, la crema de queso de tofu y la mermelada; batir hasta obtener una pasta suave y cremosa. Utilizar, si es preciso, una espátula de goma y pasarla por los extremos del aparato a fin de que todos los ingredientes queden bien mezclados.
- ❖ Extender el glasé por encima del pastel de zanahoria frío u otro pastel.
- ❖ El zumo de zanahoria añade un bello color naranja pálido al glasé y le proporciona asimismo una consistencia más líquida. Quien prefiera un glasé algo más espeso, parecido a los corrientes a base de crema de queso, puede reducir la cantidad de zumo de zanahoria o prescindir de éste.

- Resultan: 1 y 2 tazas
- Tiempo de preparación: 10 minutos

Pastel de remolacha

¿Por qué no? Es un pastel delicado, de color rosa, riquísimo

2 remolachas medianas
½ taza de concentrado de fruta
½ de taza de aceite de girasol u otra semilla de aroma suave
1 taza de harina de cebada
1 cucharada de levadura en polvo
1 taza de pasas
1 paquete (400 g) de tofu sedoso extra consistente
1 cucharadilla de extracto de vainilla
1 taza de harina de trigo integral para repostería
1 cucharadilla de mezcla de especias

- Precalentar el horno a 180 grados.
- Trocear la remolacha, licuarla y reservar ½ taza de zumo y ½ de pulpa.
- En una batidora, mezclar el zumo de remolacha, el tofu sedoso, el concentrado de fruta, el aceite y el extracto de vainilla; accionar harta obtener una pasta suave y cremosa. Utilizar, si es preciso, una espátula de goma y pasarla por los extremos de la batidora o picadora a fin de que todos los ingredientes queden bien mezclados. Verter la pasta en un bol grande.
- En un bol mediano, tamizar la harina para repostería, la harina de cebada, la levadura en polvo y las especias. Añadir la mezcla de harina a la de tofu y batir con una cuchara de madera hasta homogeneizar.
- Agregarle la pulpa de remolacha y las pasas. (La pasta tiene que ser espesa.)
- Extender la pasta en un molde de 20 x 20 cm, untado y espolvoreado con harina. Meterlo en el

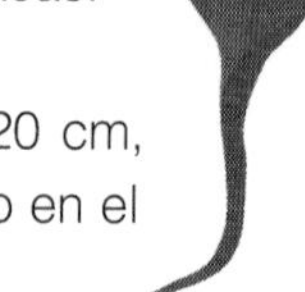

horno y no retirarlo hasta que al pinchar la pasta con un palillo éste salga seco, unos 35 minutos.

❖ Dejar reposar el pastel unos 10 minutos y luego colocarlo en una fuente para servirlo caliente, solo o con una capa de glasé rosado de frambuesa.

- Resulta: 1 pastel de 20 x 20 cm
- Tiempo de preparación: 25 minutos
- Tiempo de cocción: 35 minutos
- Tiempo de enfriamiento: 10 minutos

Base para tarta con galletas

Una pasta crujiente y al mismo tiempo tierna y fácil de elaborar

1 paquete (100 g) de galletas tipo Graham, a trozos
½ taza de pacanas
3 cucharadas de agua
½ taza de harina de trigo integral para repostería
3 cucharadas de aceite de girasol u otra semilla de aroma suave

- Precalentar el horno a 180 grados.
- En una picadora, picar las galletas, la harina y las pacanas reduciendo la mezcla a polvo. Añadirle el aceite, accionar unos segundos más y seguidamente el agua y accionar de nuevo.
- Pasar la mezcla a un molde de 22 cm, prensándola bien hacia el fondo y las paredes de éste. Introducirlo en el horno y dejarlo 20 minutos. Retirar la base del horno y dejarla enfriar antes de ponerle la guarnición, aproximadamente 1 hora.

- Resulta: 1 base para tarta de 22 cm (6 raciones)
- Tiempo de preparación: 15 minutos
- Tiempo de cocción: 20 minutos
- Tiempo de enfriamiento: 1 hora

Tarta de fresa Kanten

Si bien no resulta más complicada que otra receta de tarta, se tarda algo más en elaborarla..., pero vale la pena el tiempo invertido

Tarta

150 g de fresas

1 taza de harina de avena

½ taza de concentrado de fruta

1 huevo

1 cucharadilla de extracto de vainilla

1 taza de harina de cebada

1 cucharada de levadura en polvo

1 ½ taza de aceite de girasol u otra semilla de aroma suave

Crema

100 g de fresas

1 cucharada de copos de agar

1 paquete (400 g) de tofu sedoso extra-consistente

½ de taza de concentrado de fruta

1 cucharadilla de extracto de vainilla

Relleno

3 manzanas medianas

1 dado de 2 cm de remolacha, para colorear

1 cucharada de copos de agar

150 g de fresas

½ de taza de concentrado de fruta

1 y ½ tazas de fresas, a láminas, sin capuchón, como adorno

Para elaborar la tarta:

- Precalentar el horno a 180 grados.
- Licuar 150 g de fresas y reservar 4, taza de zumo.
- En un bol mediano, tamizar la harina de cebada, la de avena y la levadura en polvo. Reservar la mezcla.
- En un bol grande, mezclar 4, taza de concentrado de fruta, el aceite, el huevo y 1 cucharadilla de extracto de vainilla. Añadirle el zumo de fresa y mezclar bien. Agregarle la mezcla de harina y batir hasta homogeneizar.

- Pasar la pasta a un molde de 20 x 20 cm, untado y espolvoreado con harina. Dejarlo en el horno hasta que al pinchar la pasta con un palillo, éste salga limpio, unos 20-25 minutos. Dejar enfriar la base a temperatura ambiente en su molde, un mínimo de 2 horas.

Para elaborar la crema:

- Licuar los 100 g de fresas y reservar ½ de taza de zumo.
- En un cazo pequeño, mezclar el zumo de fresa, ⅓ de taza de concentrado de fruta, una cucharada de copos de agar y 1 cucharadilla de extracto de vainilla. Llevar la mezcla a ebullición, reducir la temperatura, tapar el cazo y dejarlo a fuego lento, moviendo de vez en cuando la mezcla, hasta que los copos de agar se hayan disuelto por completo, unos 5-10 minutos.
- Entre tanto, en una batidora, batir el tofu sedoso hasta obtener una pasta suave y cremosa. Utilizar, si es preciso, una espátula de goma y pasarla por los extremos de la batidora o picadora a fin de que se bata todo el tofu. Añadirle la mezcla de agar y batir nuevamente.
- Cuando la base está a temperatura ambiente, extender la crema por su parte superior y meterla 1 hora en el frigorífico.

Para elaborar el relleno:

- Trocear la manzana y quitarle las pepitas. Licuarla, reservando ¾ de taza de zumo. Licuar los 150 g de fresas y reservar ½ taza de su zumo. Licuar el trozo de remolacha y reservar todo el zumo.
- En un cazo pequeño, mezclar el zumo de manzana, el de fresa, el de remolacha y añadirle ½ de taza de concentrado de fruta, 1 cucharada de copos de agar y mover bien la mezcla. Llevarla a ebullición, tapar el cazo, bajar la tempe-

ratura y dejarlo a fuego lento, moviendo de vez en cuando, hasta que se hayan disuelto del todo los copos de agar; unos 5-10 minutos. Dejar enfriar la mezcla a temperatura ambiente unos 15 minutos.

- Decorar la parte superior de la base que se ha sacado del frigorífico con fresas cortadas a láminas (cubrir toda su superficie.)
- Verter lentamente por encima la mezcla de agar y meter la tarta en el frigorífico hasta que se solidifique el relleno, aproximadamente 1 hora.
- Para servirla, cortarla en 9 pedazos.

Resulta:	1 tarta de 20 x 20 cm
Tiempo de preparación:	1 hora
Tiempo de cocción:	20-25 minutos
Tiempo de refrigeración:	4 horas

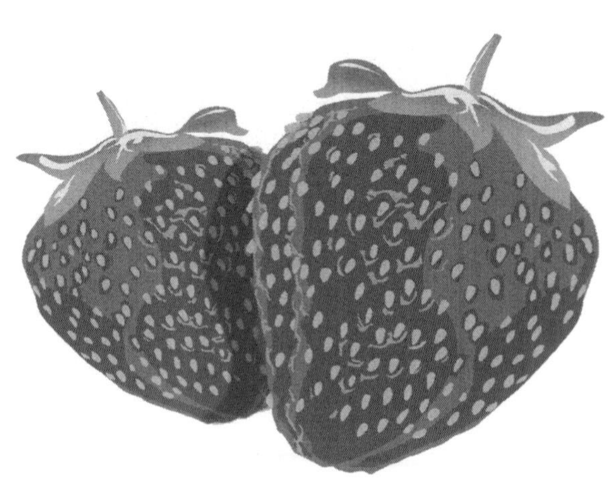

Pastel invertido de manzana y canela

3 manzanas medianas
4 tazas de nueces o pacanas, troceadas
1 taza de harina de cebada
1 cucharada de levadura en polvo
1 huevo, ligeramente batido
½ de taza de aceite de girasol u otra semilla de aroma suave de taza de jarabe de arce
2 cucharadas de aceite de girasol
2 cucharadas de jarabe de arce
1 manzana grande sin corazón, a finos gajos
1 taza de harina de avena
1 cucharada de canela

❖ Trocear las 3 manzanas y quitarles el corazón. Licuarlas, reservando 1 taza de zumo y ½ taza de pulpa
❖ Untar un molde de 20 x 20 cm con 2 cucharadas de aceite. Espolvorear su fondo con las nueces troceadas y echarle por encima la 2 cucharadas de jarabe de arce. Disponer los gajos de la manzana por encima del jarabe.
❖ En un bol pequeño, tamizar la harina de cebada, la de avena, la levadura y la canela. Reservar el bol.
❖ En un bol grande, mezclar la pulpa de manzana, el huevo, ½ de taza de aceite y ½ de taza de jarabe de arce; batir bien. Añadirle la mitad del zumo de manzana y batir de nuevo. Verter por encima la mezcla de harina y mezclarlo todo con rapidez. Agregarle el zumo de naranja restante.
❖ Dejar el pastel en el horno hasta que al tocarlo ligeramente con el dedo la pasta vuelva a su lugar y al aplicarle un palillo éste salga seco, unos 40-45 minutos. Dejarlo enfriar un mínimo de 20 minutos y luego cortarlo en 9 trozos.

- Resulta: 1 pastel de 20 x 20 cm
- Tiempo de preparación: 30 minutos
- Tiempo de cocción: 40-45 minutos

Tarta de fresa y ruibarbo

La preferida de siempre

1 receta de base para tarta con pacanas
100 g de fresas
1 cucharada colmada de copos de agar
1 taza de fresas, a láminas, sin capuchón
2 manzanas grandes
2 tazas de ruibarbo picado
½ taza de miel o concentrado de fruta

- ❖ Preparar una base para tarta con pacanas y dejarla enfriar.
- ❖ Trocear la manzana y quitarle las pepitas. Licuar las fresas y verter su zumo en 1 taza. Licuar la manzana y echar su zumo a la taza, hasta colmarla.
- ❖ En una cacerola grande, de fondo grueso, mezclar ⅓ de taza del zumo de fresa y el ruibarbo picado y los copos de agar. Llevar la mezcla a ebullición, tapar la cacerola y reducir la temperatura.
- ❖ Dejarla a fuego lento, moviendo de vez en cuando, hasta que el ruibarbo esté tierno y los copos se hayan disuelto, unos 10-12 minutos.
- ❖ En un bol grande, mezclar la mezcla de ruibarbo, los ⅔ de taza de zumo restante y la miel o el concentrado de fruta; mezclarlo todo bien. Verterlo con suavidad sobre las fresas a láminas y posteriormente todo por encima de la base para tarta. Meterlo en el frigorífico hasta que el relleno quede consistente, unas 2 horas.

- Resulta: 1 tarta de 22 cm
- Tiempo de preparación: 20 minutos
- Tiempo de refrigeración: 2 horas

Base para tarta con pacanas

Una pasta ligera, crujiente y tierna

¾ de taza de harina de higo integral
¼ de taza menos una cucharadilla de aceite de girasol u otra semilla de aroma suave
½ de taza de harina de avena
¼ taza de pacanas
2 cucharadas de agua

❖ Precalentar el horno a 180 grados

❖ Meter la harina de repostería, la de avena y las pacanas en una batidora y accionar hasta que las pacanas estén trituradas. Añadirle poco a poco el aceite y seguir batiendo hasta que quede bien mezclado.

❖ Colocar las pasta entre dos láminas de papel encerado y aplanarla. Extraer el papel de la parte superior de la pasta y luego, con mucho cuidado, cogiendo con los dedos él de la parte inferior, colocar la pasta en un molde para tartas, desechando el papel.

❖ Acanalar los extremos de la base para tarta y pincharla con un tenedor para evitar que haga burbujas mientras está en el horno.

❖ Introducirla en el horno y dejarla hasta que haya quedado dorado, unos 20 minutos. Para conseguir una base más crujiente, se dejará enfriar antes de ponerlo el relleno, aproximadamente 1 hora.

➠ Resulta:	1 base para tarta de 22 cm
➠ Tiempo de preparación:	10 minutos
➠ Tiempo de cocción:	20 minutos
➠ Tiempo de enfriamiento:	1 hora

Tarta de crema de coco

Alimenticia, cremosa y prácticamente más gustosa que la tarta de crema coco tradicional

1 coco

Leche de soja

1 cucharada de copos de agar

1 receta de base para tarta de coco

½ taza de concentrado de fruta

2 cucharadillas de extracto de vainilla

- Precalentar el horno a 180 grados.
- Vaciar el coco y colar su leche con un colador fino para quitar los trocitos de cáscara que pueden haber caído dentro. Reservar la leche colada para su posterior uso. Abrir el coco y separar la carne de la cáscara. Licuar la carne de coco, reservando todo su zumo y ½ taza de pulpa.
- Preparar una base para tarta de coco de 22 cm y dejarla enfriar.
- Entre tanto, en un molde para horno de poco fondo, disponer una fina capa de pulpa de coco. Meter el molde en el horno, moviendo la mezcla de vez en cuando, hasta que el coco esté ligeramente tostado, unos 20 minutos. Retirar el coco tostado del horno y dejarlo enfriar
- En un recipiente para medir, mezclar el zumo de coco con la leche de coco. Añadirle suficiente leche de soja para obtener 2 ½ tazas.
- En una cacerola grande, combinar la mezcla del zumo de coco con el concentrado definitivo, los copos de agar y el extracto de vainilla.
- Llevar la mezcla a ebullición sin parar de mover; tapar la cacerola, reducir la temperatura y dejarla a fuego lento, moviendo de vez en cuando la mezcla, hasta que se hayan disuelto por completo los copos de agar, unos 5-10 minutos.

- En una batidora, batir la mezcla hasta que quede homogénea, unos segundos. Dejarla reposar; sin tapar; a temperatura ambiente, unos 15 minutos.
- Verter este relleno sobre la base para tarta fría. Esparcirle por encima el coco tostado y meterla en el frigorífico hasta que el relleno quede consistente, unas 3 horas.
- Servir la tarta sola o con el sorbete de piña.

Resulta:	1 tarta de 22 cm
Tiempo de preparación:	20 minutos
Tiempo de refrigeración:	3 horas

Sorbete de piña

1 piña

2 cucharadillas de extracto de vainilla

¼ de taza de concentrado de fruta

- Pelar la piña, extraerle el corazón y cortarlo a tiras. Licuarlo, reservando 2 tazas de zumo y 1 de pulpa.
- En un bol mediano, mezclar el zumo y la pulpa de la piña, el concentrado de fruto y el extracto de vainilla; mezclar bien. Verter la mezcla en un recipiente con poco fondo, metálico o de plástico y ponerlo en el congelador hasta que se solidifique, unos 3-4 horas.
- Con una espátula metálica, trocear el sorbete congelado. En un multirrobot, batir los trozos hasta tener una mezcla suave y cremosa.
- Detener de vez en cuando el aparato para rascar sus paredes y mover el sorbete.
- Servirlo inmediatamente o bien dejarlo en el congelador en un recipiente tapado.

- Resultan: 6-8 raciones
- Tiempo de preparación: 15 minutos
- Tiempo de congelación: 3-4 horas

Tarta de fresas

Con esta receta conseguiremos preparar la mejor tarta de fresas del mundo ... ¡y la más sana!

1 receta de base para tarta con galletas tipo Graham

3 manzanas medianas

½ de taza de concentrado de fruta

1 cucharada colmada de copos de agar

300 gramos de fresas, muy frías, a láminas, sin capuchón

1 dado de remolacha de unos 2 cm

- ❖ Preparar una base para tarta con galletas tipo Graham y dejarla enfriar.
- ❖ Disponer las fresas a láminas formando una capa encima de la base. Reservar las sobrantes para su uso posterior y meter la tarta en el frigorífico.
- ❖ Trocear la manzana y quitarle las pepitas. Licuarlas, reservando 1 taza de zumo. Licuar las fresas sobrantes junto con la remolacha y reservar el zumo combinado.
- ❖ En un bol pequeño, mezclar el zumo de manzana con el de fresa y remolacha. Remover.
- ❖ En un cazo pequeño, mezclar ½ taza del zumo con el concentrado de fruta y los copos de agar. Llevar la mezcla a ebullición.
- ❖ Añadir la mezcla de agar al zumo del bol pequeño y removerlo bien. Sacar la tarta del frigorífico y echar la mezcla sobre las fresas.
- ❖ Colocar de nuevo la tarta en el frigorífico y dejarla hasta que el relleno sea consistente, unas 3 horas.

➨ Resulta:	1 tarta de 22 cm
➨ Tiempo de preparación:	30 minutos
➨ Tiempo de refrigeración:	3 horas

Tarta de piña con base Graham sin hornear

Edulcorada a base de fruta, fresca y deliciosa

1 piña
1 taza de agua
1 cucharadilla de extracto de vainilla
1 taza de nueces
1 taza de dátiles secos picados
1 cucharada colmada de copos de agar
1 paquete (100 gramos) de galletas tipo Graham, troceadas

- Pelar la piña, quitarle el corazón y cortarla a tiras. Licuarlo y reservar todo su zumo y pulpa.
- En un bol mediano, mezclar los dátiles, el agua, los copos de agar y el extracto de vainilla. Llevar la mezcla a ebullición, reducir la temperatura y mantenerla a fuego lento.
- Mientras tanto, mezclar las galletas y las nueces hasta que aquéllas quedan hechas migas y éstas, troceadas.
- Añadirle ⅓ de taza de la mezcla de dátil cocida y accionar de nuevo el aparato.
- Pasar la pasta a un molde de 22 cm ligeramente untado.
- En un bol grande, mezclar el zumo y la pulpa de la piña. Añadirle el resto de pasta de dátil y mezclar bien. Colocarlo sobre la base para tarta y meterla en el frigorífico hasta que se haya solidificado el relleno, unas 2-3 horas.

- Resulta: 1 tarta de 22 cm
- Tiempo de preparación: 30 minutos
- Tiempo de refrigeración: 2-3 horas

Sorbete de melón y menta

1 melón tipo francés

2 cucharadas de miel

1 taza de menta fresca, muy apretada

❖ Cortar el melón a rajas. Licuarlo junto con la menta y reservar todo el zumo.

❖ En un bol mediano, mezclar el zumo de melón y menta con la miel. (Si la miel es demasiado espesa para mezclar con el zumo, se diluirá primero en la batidora con un poco de zumo.) Mover bien la mezcla, verterla en un recipiente metálico o de plástico con poco fondo y congelarla hasta que se solidifique, unas 3-4 horas.

❖ Con una espátula metálica, trocear el sorbete congelado. En un multirrobot, batir los trozos hasta tener una mezcla suave y cremosa.

❖ Detener de vez en cuando el aparato para rascar sur paredes y mover el sorbete.

❖ Servirlo inmediatamente o colocarlo de nuevo en el congelador en un recipiente tapado.

- Resultan: 6-8 raciones
- Tiempo de preparación: 15 minutos
- Tiempo de congelación: 3-4 horas

Base para tarta de coco

Una base tropical todas las tartas

1 coco o 1 ½ taza de coco finamente rallado sin endulzar
½ taza de harina de higo integral para repostería
½ de taza de agua
1 paquete (100 gramos) de galletas tipo Graham, voceadas
¼ de taza de aceite de girasol o semillas de aroma suave

- Precalentar el horno a 180 grados.
- Extraer el líquido del coco, abrirlo y separar la carne de la cáscara.
- Licuar la carne del coco y reservar ½ taza de pulpa.
- En una picadora, picar las galletas hasta obtener migas. Colocar dichas migas en un bol pequeño y añadirle la pulpa de coco o el coco rallado. Agregarle la harina y mezclar bien; seguidamente verter el aceite y mover la mezcla con un tenedor hasta que quede homogéneo. Añadirle el agua y mezclar de nuevo.
- Verter la mezcla en un molde de 22 cm y presionarla con firmeza hacia el fondo y los lados del molde. Dejarla en el horno unos 20 minutos. Retirarla del horno y dejarla enfriar antes de añadirle el relleno, aproximadamente 1 hora.

Resulta:	1 base para tarta de 22 cm
Tiempo de preparación:	15 minutos
Tiempo de cocción:	20 minutos
Tiempo de enfriamiento:	1 hora

Sorbete de fresa

Precioso y rosado

150 gramos de fresas	2 manzanas
1 pera	½ de taza de concentrado de fruta

- ❖ Quitar los capuchones de las fresas. Trocear las manzanas y las peras.
- ❖ Licuar las fresas, reservando todo el zumo y la pulpa. Licuar las manzanas y la pera y reservar todo el zumo combinado.
- ❖ En un bol mediano, mezclar el zumo de fresa y su pulpa con el zumo de manzana y pera. Añadirle el concentrado de fruta y mover bien. Verter la mezcla en un recipiente con poco fondo metálico o de plástico y congelarlo hasta que se solidifique, unas 4 horas.
- ❖ Con una espátula metálica, trocear el sorbete congelado. En un multirrobot, batir los trozos hasta tener una mezcla suave y cremosa.
- ❖ Detener de vez en cuando el aparato para rascar sus paredes y mover el sorbete.
- ❖ Colocar el sorbete en un recipiente con tapa y guardar en el congelador.

Resultan:	6-8 raciones
Tiempo de preparación:	15 minutos
Tiempo de congelación:	4 horas

Sorbete de limón

Parecido al granizado de limón, pero mucho mejor

9 manzanas medianas

5-6 cucharadas de miel

2 limones

- Trocear la manzana y quitarle las pepitas. Cortar los limones en gajos. Licuar las manzanas, reservando 2 y ¾ tazas de su zumo. Licuar los limones y reservar ⅓ taza de su zumo.
- En un bol mediano, combinar el zumo de manzana, de limón y la miel; mezclar bien. Pasar la mezcla a un recipiente con poco fondo metálico o de plástico y congelarla hasta que se solidifique, unas 3-4 horas.
- Con una espátula metálica, trocear el sorbete congelado. En un multirrobot, batir los trozos hasta tener una mezcla suave y cremosa.
- Detener de vez en cuando el aparato para rascar sus paredes y mover el sorbete.
- Servirlo solo o con el pastel invertido de manzana y canela. Guardar el sorbete en un recipiente tapado en el congelador.

Resultan:	6-8 raciones
Tiempo de preparación:	15 minutos
Tiempo de congelación:	3-4 horas

Sorbete de coco

¡No estarán mucho tiempo en el congelador!

1 coco
2 cucharadillas de extracto de vainilla
1 ½ de taza de concentrado de fruta
Leche de soja

- ❖ Vaciar el coco y colar su leche con un colador fino para quitar los trocitos de cáscara que pueden haber caído dentro. Reservar la leche colada para su posterior uso. Abrir el coco y separar la carne de la cáscara. Licuar la carne de coco, reservando todo su zumo y 1 taza de pulpa.
- ❖ En un recipiente para medir líquidos, mezclar la leche de coco colada con el zumo de coco. Añadirle el concentrado de fruta, el extracto de vainilla y la suficiente leche de soja para colmar 2 tazas.
- ❖ Verter la mezcla en un recipiente metálico o plástico con poco fondo y añadirle la pulpa de coco; mezclar bien. Congelar la mezcla hasta que se solifique, unas 3-4 horas.
- ❖ Con una espátula metálica, trocear el sorbete congelado. En un multirrobot, batir los trozos hasta tener una mezcla suave y cremosa.
- ❖ Detener de vez en cuando el aparato para rascar sus paredes y mover el sorbete.
- ❖ Servirlo inmediatamente o guardarlo en el congelador en un recipiente tapado.

- Resultan: 6-8 raciones
- Tiempo de preparación: 20 minutos
- Tiempo de congelación: 3-4 horas

Términos equivalentes en España y Latinoamérica

A

Aguacate: palta, panudo, sute.

Alcachofas: alcauciles.

Albaricoque: chabacano, damasco, prisco.

Aliño: adobo, condimento.

Alubia: judía blanca, habichuela, poroto.

Asadura: achuras.

Azafrán: camotillo, cúrcuma,yuquillo.

B

Bechamel: besamel, salsa blanca.

Berro: balsamita, mastuerzo.

Bizcocho: biscote, bizcochuelo.

Bocadillo: emparedado, sandwich.

Brécol: brecolera, brócul, brócoli.

Brochetas: pinchitos, pinchos.

C

Cacao: cocoa.

Calabacín: calabacita, hoco,zapallito.

Calabaza: zapallo.

Cilantro: culantro, coriandro.

Ciruelas pasas: ciruelas secas.

Clavo de especias: clavo de olor.

Cogollo: corazón.

Col: repollo.

Col lombarda: col morada.

Coles de Bruselas: repollitos de Bruselas.

Condimento: adobo, aliño.

Confitura: dulce, mermelada.

Crepe: crepa, panqueque.

Cúrcuma: azafrán, camotillo, yuquillo.

Curry: carry.

Cuscús: alcuzcuz.

Champiñón: callampa, hongo.

E

Empanada: empanadilla.

Endibia: alcohela, escarola.

Enebro: junípero, grojo, cada.

Escalibados: asados, a la brasa.

Escarola: alcohela, endibia.

Espaguetis: fideos largos, tallarines.

Estragón: dragoncillo.

F

Fresa: amiésgado, fraga, frutilla, metra.

G

Guisante: arveja, chícharo.

Canela en polvo: canela molida.

H

Habas: fabas.

Hamburguesas: doiches.

Harina: harina de trigo.

Harina de maíz: fécula de maíz.

Hierbabuena: menta fresca, yerbabuena.

Higo: breva, tuna.

Hinojo: finojo, finoquio.

J

Jengibre: cojatillo.
Judías verdes: chauchas, peronas, porotos verdes.
Judía blanca: alubia, habichuela, poroto.
Jugo: zumo.

L

Levadura en polvo: polvo dehornear.

M

Macarrones: amaretis, mostachones.
Maicena: harina de maíz.
Maíz: abatí, guate, mijo.
Maíz tierno: choclo, elote.
Mandarina: clementina.
Mazorca: panocha.
Melocotón: durazno.
Menta fresca: yerbabuena, hierbabuena.
Mermelada: confitura, dulce.
Mijo: abatí, guate, maíz.

N

Nabo: coyocho, naba.
Natilla: chunio.
Nuez moscada: macis.

O

Oliva: aceituna.
Olla: cocido, puchero.

P

Pan integral: pan negro.
Patata: papa.
Pepino: cohombro.
Perifollo: cerafolio.
Pimentón: color, paprika.
Pimiento: ají.
Piña: ananá.
Plátano: banano.
Polenta: chuchoca, sémolade maíz.
Puerro: ajo puerro, porro, poro.

R

Rábano: rabanito.
Ravioles: raviolis.
Remolacha: beterraga, betabel.

S

Sémola de maíz: chuchoca,polenta.
Soja: soya.

T

Tarta: torta.
Tartaletas: tortitas, tortas pequeñas.
Taza de café: pocillo de café.
Tomate: jitomate.
Tomillo: ajedrea, hisopillo.

U

Uva pasa: pasita.

Z

Zumo: jugo.

Bibliografía

Amato, A. C. "El cuerpo glorioso, entre representación y experimentación" en J. Ballesteros y E. Fernández (ed.), *Biotecnología y posthumanismo*. Madrid, Thomson.

Ames, B. N. "Oxidants, antioxidants, and the degenerative diseases of aging", *PNAS*, n° 90, 1993.

Armendáriz, M. "Menor consumo y nuevos retos", *Manutención y Almacenaje*, n° 433, 2008.

Arsuaga, J. L. "Hombres y dioses: la naturaleza de la agresividad humana", *Revista de Occidente*, n° 310, 2007.

Attali, J. *Une brève histoire de l'avenir*. Paris, Fayard, 2006.

Aubert, C. "Hacia un cambio radical del modelo alimentario", en I. Ramonet (coord.), Atlas medioambiental. Valencia, *Le Monde Diplomatique*, 2008.

Baras Vall, V., *Antiaging natural. Un programa para regenera el cuerpo y revitalizar la piel*. Barcelona, Integral, 2008.

Barberá, J. M. "Vitamina D. Un factor clave para la vida", *Muy Interesante*, n° 323, 2008.

Bayón, J. (y M. Sánchez). *Antiaging. Vive más años sintiéndote más joven*. Barcelona, Bresca, 2007.

Bello Gutiérrez, J. *Calidad de vida, alimentos y salud humana*. Madrid, Díaz de Santos, 2005.

Cabo Soler, J. R. "Nutrición y longevidad saludable", en T. Ortiz (ed.), *Envejecer con salud*. Barcelona, Planeta, 2007.

Challem, J. (y L. Brown). *Vitaminas y minerales esenciales para la salud*. Madrid, Nowtilus, 2007.

Chaney, D. *Estilos de vida*. Madrid, TaLasa, 2003.

Ferry, M. "Bases nutritionnelles pour un vieillissement réussi", *Cahiers de Nutrition et de Diététique*, vol. 43, n° 2, 2008.

Giampapa, V. (R. Pero y M. Zinmerman). *La solución antiaging. El programa para retrasar el envejecimiento.* Barcelona, Planeta, 2007.

Heber, D. (y S. Bowerman). *Los 7 colores de la salud.* Barcelona, Paidós, 2007.

Hubert, A. "Alimentation et santé: la science et l'imaginaire", *Anthropology of Food*, nº 1, 2001.

Kirkwood, T. "Antienvejecimiento", en E. Punset (coord.), *Cara a cara con la vida, la mente y el Universo.* Barcelona, Destino, 2004.

Kohan, L. "Vivir más y mejor gracias a la dieta", *Integral*, nº 336, 2007.

Morales Güeto, J. *Nutriterapia, salud y longevidad. ¿Qué comer para vivir más y mejor?* Madrid, Díaz de Santos, 2007.

Muntané, M. D. *Antienvejecimiento, longevidad, salud y felicidad.* Barcelona, Anthropos, 2008.

Newth, E. 2007 *Qué ocurrirá el día después. Breve historia del futuro.* Barcelona, Robinbook.

Presles, Ph. (y C. Solano). *Prevenir.* Barcelona, Kairós, 2007.

Punset, E. "¿Podemos dejar de envejecer?", *El Semanal*, 20 abril, 2008.

Renz, U. La ciencia de la belleza. Barcelona, *Destino*, 2007.

Soldevilla, C. *Estilos de vida.* Madrid, Síntesis, 2009.